Aravind Kumar Duraivel
Sai Sree Sarath

NANOPARTÍCULAS EM ENDODONTIA

Aravind Kumar Duraivel
Sai Sree Sarath

NANOPARTÍCULAS EM ENDODONTIA

ScienciaScripts

Imprint

Cover image: www.ingimage.com

This book is a translation from the original published under ISBN 978-620-6-78936-9.

Publisher:
Sciencia Scripts
is a trademark of
Dodo Books Indian Ocean Ltd. and OmniScriptum S.R.L publishing group

120 High Road, East Finchley, London, N2 9ED, United Kingdom
Str. Armeneasca 28/1, office 1, Chisinau MD-2012, Republic of Moldova, Europe
Printed at: see last page
ISBN: 978-620-7-85090-7

RESUMO

A nanotecnologia emergiu como um campo transformador com profundas implicações em vários sectores, incluindo a medicina. Esta introdução à nanotecnologia traça a sua evolução desde o conceito seminal de Richard P. Feynman de "muito espaço no fundo" na década de 1950 até ao termo "nanotecnologia" cunhado por K. Eric Drexler na década de 1980. Definida como a manipulação de materiais a nível atómico e molecular, a nanotecnologia tem assistido a um crescimento notável, especialmente no domínio das aplicações biomédicas.

O impacto da nanotecnologia na medicina é multidimensional, abrangendo a regeneração de tecidos, a administração de medicamentos, os biossensores, a transfecção de genes e a imagiologia. Esta influência é atribuída principalmente às propriedades distintivas dos nanomateriais, caracterizados por um rácio superfície/volume melhorado em comparação com os seus homólogos macro. À nanoescala, os materiais apresentam comportamentos únicos, tornando-os adequados para uma miríade de aplicações biomédicas.

No domínio da medicina dentária, o campo florescente da nanodontologia tira partido da nanotecnologia para inaugurar uma nova era de cuidados de saúde oral abrangentes. A nanodentisteria é definida como a ciência e a tecnologia subjacentes ao diagnóstico, tratamento e prevenção de doenças orais e dentárias, ao alívio da dor e à melhoria da saúde dentária através da utilização de estruturas à nanoescala. Os nanomateriais, incluindo as nanofibras electrospun, as superfícies nanotexturizadas, as nanopartículas automontadas e os nanocompósitos, têm potencial para imitar as propriedades dos tecidos nativos e controlar vários processos biológicos.

As nanopartículas, tanto de ocorrência natural como sintética, são um componente central da nanodentisteria. Podem ainda ser classificadas com base na sua composição, forma e funcionalidade. As nanopartículas funcionalizadas, com materiais nucleares encapsulados ou modificados com moléculas adicionais, oferecem versatilidade em várias aplicações dentárias, como a montagem molecular e a administração de medicamentos.

O potencial de longo alcance da nanotecnologia está a torná-la um dos domínios mais importantes e excitantes da ciência. O futuro reserva-nos uma era da medicina dentária em que os procedimentos dentários serão efectuados utilizando equipamento e dispositivos baseados na nanotecnologia. A nanotecnologia é uma das mais importantes áreas da ciência dentária e incentiva o conceito de medicina dentária minimamente invasiva, criando um ambiente mais favorável ao dentista. A utilização óptima das vantagens e oportunidades oferecidas pela nanotecnologia na prática clínica dentária facilitará a melhoria da saúde oral. Reconhece-se que é necessário ter cuidado para garantir que estes avanços se realizem de forma tão segura quanto possível.

O futuro da medicina dentária será alterado pela nanotecnologia, que terá um efeito profundo nos cuidados de saúde e na vida humana. Dará uma nova visão aos cuidados de saúde oral abrangentes, conduzindo a uma maior ênfase na intervenção preventiva em vez de medidas curativas. A nanodentística está ainda em desenvolvimento, mas tem um forte potencial para revolucionar a medicina dentária através de novas técnicas de diagnóstico e tratamento de doenças dentárias. Pode abrir novas vias para o trabalho de investigação em medicina dentária. No entanto, antes que a nanotecnologia molecular possa entrar plenamente na prática médica e dentária moderna, é necessário abordar questões sociais crescentes relacionadas com a aceitação pública, a ética, a regulamentação e a segurança humana.

ÍNDICE

INTRODUÇÃO

A nanotecnologia é um termo que está a ganhar importância e especialização em todas as áreas da medicina. Embora o termo "nanotecnologia" fosse desconhecido na década de 1950, o falecido físico Nobel Richard P. Feynman, num jantar, introduziu inadvertidamente o conceito com as suas célebres palavras: "Há muito espaço em baixo", indicando a utilização de máquinas-ferramentas para fabricar máquinas-ferramentas mais pequenas, acabando por criar ferramentas até ao nível atómico. A ideia de Feynman foi ignorada até meados da década de 1980, altura em que o engenheiro K Eric Drexler, formado no MIT, introduziu o termo "nanotecnologia", que mais tarde foi definido por Norio Taniguchi da seguinte forma A nanotecnologia consiste principalmente no processamento, separação, integração e deformação de materiais por um átomo ou uma molécula. O termo foi cunhado pelo Prof. Kerie E. Drexeler, na década de 1980, derivado de uma palavra grega que significa "anão".

A nanotecnologia está a emergir como um domínio interdisciplinar em rápido desenvolvimento e constitui uma ferramenta poderosa para várias aplicações biomédicas, como a regeneração de tecidos, a administração de medicamentos, os biossensores, a transfecção de genes e a imagiologia. A nanotecnologia pode ser utilizada para sintetizar e fabricar biomateriais avançados com propriedades físicas, químicas e biológicas únicas. Esta capacidade é principalmente atribuída ao aumento do rácio superfície/volume dos nanomateriais em comparação com os seus homólogos micro ou macro. À escala nanométrica, os materiais comportam-se de forma diferente devido ao aumento do número de átomos presentes perto da superfície, em comparação com a estrutura a granel. O interesse crescente nas aplicações dentárias da nanotecnologia está a levar ao aparecimento de um novo domínio chamado nanodentistry que tornará possível a manutenção da saúde oral utilizando nanomateriais, biotecnologia e nanorobótica dentária. A nanodentística dá uma nova dimensão aos cuidados dentários globais, uma vez que a tendência atual se centra mais na intervenção preventiva do que nos tratamentos curativos e restauradores.

A nanodentística é definida como "a ciência e a tecnologia do diagnóstico, tratamento e prevenção de doenças orais e dentárias, do alívio da dor e da preservação e melhoria da saúde dentária, utilizando estruturas à escala nanométrica".

Por nanomaterial entende-se um material natural, acidental ou manufaturado que contém partículas num estado não ligado ou sob a forma de agregado ou aglomerado, em que 50% ou mais das partículas, em número, tamanho, distribuição ou uma ou mais dimensões externas, se situam na gama de tamanhos de 1-100 nm. Os nanomateriais oferecem propriedades físico-químicas únicas, tais como dimensões ultra-pequenas, grande relação superfície/massa e maior reatividade química, em comparação com os seus homólogos a granel. Sugere-se que o aumento do rácio superfície/volume e o maior número de átomos presentes perto da superfície, em comparação com as micro/macroestruturas, contribuem para as propriedades nitidamente diferentes dos nanomateriais. Estas vantagens podem ser exploradas para conceber materiais e dispositivos altamente específicos para interagir ao nível subcelular e molecular do corpo humano, a fim de obter a máxima eficácia terapêutica com o mínimo de efeitos secundários. Uma gama de nanomateriais como as nanofibras electrospun, as superfícies nanotexturizadas, as nanopartículas automontadas e os nanocompósitos são utilizados para imitar as propriedades mecânicas, químicas e biológicas dos tecidos nativos. Os nanomateriais com geometrias, características de superfície e resistência mecânica predefinidas são utilizados para controlar vários processos biológicos.

Com base na sua composição, as nanopartículas são geralmente classificadas como naturais ou sintéticas. São ainda classificadas como orgânicas ou inorgânicas. Com base na sua forma, são classificadas como partículas, esferas, tubos, varetas, placas, etc. As nanopartículas funcionalizadas são aquelas que têm um núcleo de um material e moléculas ou proteínas adicionais ligadas à sua superfície ou encapsuladas no seu interior. Dependendo das aplicações específicas, as nanopartículas podem ser funcionalizadas com péptidos, fármacos, fotossensibilizadores, etc. O núcleo das nanopartículas pode ser utilizado como uma superfície conveniente para a montagem molecular e pode ser composto por materiais inorgânicos ou orgânicos. É necessária uma camada adicional de moléculas de ligação para prosseguir com a funcionalização, em que as moléculas de ligação têm grupos reactivos em ambas as extremidades que ligam várias partes, como biocompatíveis (dextrano), anticorpos, fluoróforos, etc., à nanopartícula central.

O âmbito da nanodontologia inclui uma grande variedade de questões relacionadas com a saúde oral, como o tratamento da hipersensibilidade da dentina, a eliminação do biofilme, o diagnóstico e o tratamento de cancros orais, materiais de substituição óssea, etc. No domínio da endodontia, o desenvolvimento de nanomateriais centra-se em etapas que melhorariam a eficácia antimicrobiana, a integridade mecânica da matriz dentinária previamente doente e a regeneração dos tecidos. Atualmente, estão a ser testadas novas tecnologias em endodontia, principalmente para ultrapassar o desafio microbiano.

Atualmente, a nanotecnologia é entendida pelas seguintes abordagens:

ABORDAGENS EM NANOTECNOLOGIA

1. **Abordagem ascendente**: Esta abordagem organiza os componentes mais pequenos em conjuntos mais complexos.
2. **Abordagem descendente**: Esta abordagem cria dispositivos mais pequenos utilizando dispositivos maiores para orientar a sua montagem.
3. **Abordagem funcional**: Esta abordagem desenvolve componentes com a funcionalidade desejada sem dar muita importância à sua montagem ou estrutura.
4. **As abordagens biomiméticas**: Procura aplicar biomoléculas para aplicações em nanotecnologia.
5. **Abordagem especulativa**: Esta abordagem adopta frequentemente uma visão global da nanotecnologia, com maior ênfase nas suas implicações sociais do que nos pormenores da forma como tais invenções podem ser criadas.

ABORDAGEM ASCENDENTE:

- Nanoanestesia: A nanotecnologia utiliza milhões de nanorobôs dentários analgésicos activos de dimensão micrométrica numa suspensão coloidal para anestesia local. Ao chegarem à dentina, os nanorobôs, no espaço de 100 segundos, entram nos orifícios tubulares dentinários com 1 a 4 µm de diâmetro e dirigem-se para a polpa, guiados por uma combinação de gradientes químicos, diferenciais de temperatura e até mesmo a posição de navegação, tudo sob o controlo do nanocomputador de bordo, de acordo com as instruções do dentista.

- Cura da hipersensibilidade: Os nanorobôs dentários reconstrutivos ocluem selectiva e precisamente túbulos seleccionados em minutos, utilizando materiais biológicos nativos, oferecendo aos pacientes uma cura rápida e permanente da hipersensibilidade causada pelas alterações de pressão transmitidas hidrodinamicamente à polpa.

- Durabilidade dentária e cosmética: Os materiais artificiais ligados covalentemente, como a safira ou o diamante, num material compósito nanoestruturado resistente à fratura, que pode incluir nanotubos de carbono, são utilizados para substituir as camadas superiores de esmalte para fins estéticos.
- Detifrobots: O dentifrício nanorrobótico (dentifrobots), administrado por colutório ou pasta de dentes, patrulha todas as superfícies supragengivais e subgengivais pelo menos uma vez por dia, metabolizando a matéria orgânica retida em vapores inofensivos e inodoros, realizando um desbridamento contínuo dos cálculos e identificando e destruindo as bactérias patogénicas que residem na placa bacteriana e noutros locais, permitindo simultaneamente que as 500 espécies de microflora oral inofensiva floresçam num ecossistema saudável.
- Nano-robôs ortodônticos: Os nanorrobôs ortodônticos podem manipular diretamente os tecidos periodontais, incluindo a gengiva, o ligamento periodontal, o cemento e o osso alveolar, permitindo o endireitamento, a rotação e o reposicionamento vertical dos dentes de forma rápida e indolor, em minutos ou horas, em contraste com as técnicas actuais de verticalização de molares, que requerem semanas ou meses para serem concluídas.
- Diagnóstico do cancro: A nanotecnologia pode permitir meios menos invasivos e menos desconfortáveis de identificar e quantificar os marcadores de doença, ajudando assim no diagnóstico do cancro, na monitorização da recorrência ou metástase e na definição das localizações, tipos biológicos e comportamentos dos tumores malignos. As diversas técnicas incluem.

• A modificação físico-química à nanoescala, ou seja, a "nanotextura" de superfícies num substrato plano ou de micro ou nanopartículas para espetrometria de massa, está presente. Foi proposta a exclusão de tamanho, a captura electiva e o consequente enriquecimento de regiões seleccionadas de proteínas de baixo peso molecular de fluidos corporais e outras amostras biológicas.

- Os pontos quânticos e os cristais em nanoescala podem ser utilizados como potenciais agentes de notificação.

No tratamento do cancro oral, os pontos quânticos ligam-se ao anticorpo presente na superfície da célula-alvo e, quando estimulados por luz UV, dão origem a espécies reactivas de oxigénio, sendo assim letais para as células-alvo.

- Bio Barcode Assay, identificar o alvo e amplificar o sinal. Uma sonda magnética captura uma molécula alvo utilizando um anticorpo monoclonal ou um oligonucleótido complementar. As nanopartículas de ouro específicas do alvo colocam-no numa sanduíche, distinguindo assim o alvo e amplificando o sinal. Os oligonucleótidos de código de barras são libertados e detectados através do método scanométrico.

- Diz-se que os tubos e fios à escala nanométrica ajudam a monitorizar alterações locais de propriedades químicas, eléctricas ou físicas em células ou tecidos. - Nanopartículas iodadas que foram localizadas com sucesso em nódulos linfáticos após instilação broncoscópica e podem ser visualizadas com precisão através da utilização de tomografia computorizada (TC).

- Os sistemas nanoelectromecânicos (NEMS) deverão permitir a monitorização do estado de saúde, da doença, da progressão e do resultado do tratamento através de meios não invasivos.

- Os biossensores utilizados para investigar processos biológicos importantes a nível celular in vivo incluem - sensores de matriz cantilever, sensores de nanotubos e nanobiossensores. As matrizes cantilever, com as suas extraordinárias capacidades de multiplexagem, poderiam ajudar no diagnóstico do cancro e poderiam ser concebidas para se ligarem a moléculas associadas ao cancro, tais como sequências de ADN, polimorfismos de nucleótidos únicos e proteínas.

➢ Nanotecnologia terapêutica: O acondicionamento nanotecnológico de terapêuticas permitirá a co-localização da administração de agentes terapêuticos múltiplos e complementares. Além disso, os materiais que atualmente requerem injeção poderão ser inalados ou engolidos utilizando dispositivos de administração nanométricos, melhorando assim o conforto e a adesão dos doentes. As vacinas podem ser mais cómodas, utilizando multidões de agulhas à escala micro ou nanométrica, às quais os nervos humanos são insensíveis, em vez de uma injeção dolorosa. As nanopartículas também podem permitir aumentar a quantidade de fármaco que chega às células anómalas. Possuem uma capacidade de direcionamento específico para um local combinado com um direcionamento potencialmente específico para o metabolismo. Podem também ocultar terapias potencialmente tóxicas. Teoricamente, a necessidade de uma menor quantidade total de agentes terapêuticos pode permitir a utilização segura de alguns fármacos que são eficazes mas que, por outro lado, apresentam perfis de toxicidade inaceitáveis. As características à escala nanométrica podem permitir a construção e utilização práticas de dispositivos de administração de medicamentos totalmente implantáveis e controláveis

ABORDAGEM DESCENDENTE:

a. Nanotecnologia para compósitos: Os esforços para melhorar o desempenho clínico do material de enchimento composto centram-se nos seguintes tópicos principais:

- Redução da contração de polimerização. Os nanocompósitos têm uma carga de enchimento até 95% que ajuda a reduzir a contração da polimerização,
- Melhoria das propriedades mecânicas, nomeadamente da resistência ao desgaste,
- Melhoria da biocompatibilidade através da redução da eluição de componentes As partículas de nanocargas podem ser de dois tipos
- Partículas nanométricas (NM) - são partículas de sílica monodispersas, não agregadas e não aglomeradas, que são tratadas com 3 metacriloxipropiltrimetoxissilano (MPTS - agente de acoplamento) para evitar qualquer aglomeração ou agregação e permitir a ligação química do material de enchimento NM à resina e à matriz durante a cura.

- As partículas de nanoclusters (NC's) têm um tamanho de partícula primário de 2 a 20 nm, enquanto as partículas aglomeradas esferoidais têm uma ampla distribuição de tamanho, com um tamanho médio de 0,6 micrómetros.

b. Nanotecnologia para o Cimento de Ionómero de Vidro (CIV): O Nano Ionomer é um cimento de ionómero de vidro cuja formulação se baseia na tecnologia de nanoenchimento ligado. As propriedades mecânicas dos nano-ionómeros são melhoradas pela combinação de vidro de fluoroaluminossilicato, nanofi llers e aglomerados de nanofi llers. Os componentes do nanofiller também melhoram algumas propriedades físicas da restauração endurecida. Apresenta também uma elevada libertação de flúor que é recarregável depois de ser exposta a uma fonte de flúor tópica. Adicionalmente, testes in vitro mostraram que o nano ionómero (Ketac N100) pode criar uma zona de inibição de cáries após exposição ácida.

c. Melhorar a Endodontia: Foi desenvolvido um novo material de preenchimento da extremidade radicular, o polímero retrofil melhorado com nanomateriais (NERP). Revela uma melhor força de ligação e adaptabilidade à estrutura dentária em comparação com os materiais de retropreenchimento convencionais. Estes resultados promissores são sinónimos de estudos antibacterianos e de microfugas dentárias in vitro. Os pellets de NERP carregados com um fármaco antimicrobiano, a clorexidina, revelaram capacidades de libertação sustentada do fármaco e confirmaram que a eluição do fármaco pode ser manipulada. Em particular, os estudos de eluição do fármaco mostraram uma libertação melhorada à medida que o nível de acidez do ambiente circundante era reduzido, uma descoberta excecionalmente favorável em casos de infeção apical em que o ambiente é maioritariamente ácido. No mais recente estudo em modelos de dentes extraídos, verificou-se também que os materiais NERP reduziam significativamente a microfuga de bactérias em comparação com os materiais convencionais, demonstrando a sua capacidade de selagem eficaz.

A incorporação adicional de nanotecnologia em várias soluções utilizadas para fins endodônticos ajuda a evitar a aglomeração,

- Evita a aglomeração,
- Têm uma elevada resistência de ligação à dentina,
- Reforçar a dureza da superfície da dentina exposta,
- Penetra nos túbulos dentinários com um diâmetro de 5 a 10 nm para proporcionar uma "nano retenção" adicional.

d. Materiais de moldagem: Os nanocarregadores são integrados em vinilpolissiloxanos, produzindo uma edição única de material de impressão de siloxano. O material tem um melhor fluxo, propriedades hidrofílicas melhoradas, resistência ao rasgamento e maior precisão de pormenor. A presença da nanoestrutura aumenta a fluidez do material, especialmente quando é aplicada pressão.

e. Implantes de nano titânio: Nano Titanium é uma nova forma de titânio metálico que foi introduzida. Os doentes deverão experimentar tempos de cicatrização pós-operatórios mais curtos e uma integração mais fiável destes novos implantes no seu corpo. É altamente compatível com o osso e pensa-se que proporciona uma ligação mais forte, até 20 vezes mais rápida, com maior resistência, biocompatibilidade, longa duração e melhor desgaste.

f. Nano Agulhas: Foram desenvolvidas agulhas de sutura com cristais de aço inoxidável de tamanho nano. Estão também a ser desenvolvidas nano pinças que tornarão possível a cirurgia celular num futuro próximo. Em geral, pode dizer-se que as características são uma combinação das propriedades dos aços inoxidáveis austeníticos normais e dos aços ferríticos de baixa liga. Isto significa que propriedades como o módulo de elasticidade, as propriedades mecânicas e a expansão térmica são comparáveis às dos aços ferríticos (como os aços ao carbono de baixa liga ou os aços ao crómio), enquanto propriedades como a resistência à corrosão são mais comparáveis às dos aços inoxidáveis austeníticos.

g. Nanofibras biodegradáveis: A bio-nanotecnologia, especialmente com o poderoso método de electrospinning para fabricar o andaime nanofibroso, é novamente considerada uma tecnologia promissora. A matriz sintética alinhada, juntamente com as vantagens dos polímeros sintéticos biodegradáveis, com a dimensão necessária à escala nanométrica e uma arquitetura definida que replica a estrutura vascular in vivo, pode representar um suporte ideal para a engenharia de tecidos, especialmente para a engenharia de vasos sanguíneos.

h. Pensos para feridas: Foram criados alguns produtos médicos contendo nanopartículas, nomeadamente para pensos para feridas. A biossegurança dos materiais à escala nanométrica é objeto de grande atenção, o que reforça a atenção dada aos estudos sobre os efeitos tóxicos agudos e crónicos das nanopartículas. A tecnologia de auto-montagem é uma estratégia para o nanofabrico, que exige a conceção de moléculas e entidades supramoleculares de modo a que as complementaridades de forma as levem a agregar-se na estrutura desejada, actuando assim como uma barreira reconhecida para feridas de espessura total e parcial. Este método é amplamente praticado na ciência química e na biomedicina. Descobriu-se que o penso de quitosano nano-cristalino de prata produziu um processo de cicatrização mais rápido.

i. Materiais de substituição óssea: As nanopartículas de hidroxiapatite têm nanocristalitos que mostram uma microestrutura solta na qual os nanoporos estão situados entre os cristalitos. Esta estrutura material é completada por poros na área micrométrica. Podem ser encontrados valores de porosidade de cerca de 60 %. A superfície dos poros é modificada de tal forma que fica literalmente "agarrada" às proteínas. A partir da porosidade na gama nanométrica, a maioria dos materiais de substituição óssea actua principalmente como uma superfície na qual as proteínas podem ser configuradas. É por isso que as células o reconhecem como material do próprio corpo.

j. Reparação de dentes grandes / Engenharia de nanotecidos: A substituição completa da dentição refere-se à substituição de todo o dente, incluindo os componentes celulares e minerais. Para o efeito, é necessária uma combinação de engenharia genética, engenharia de tecidos e nanotecnologia. O pioneiro da substituição completa da dentição foi Chan et al., que recriaram o esmalte dentário, o tecido mais duro do corpo humano, utilizando unidades micro-arquitectónicas altamente organizadas de nanobastões.

CARACTERIZAÇÃO DE NANOPARTÍCULAS

Os rápidos progressos da nanotecnologia levaram a que materiais com dimensões nanométricas sejam utilizados numa vasta gama de aplicações na medicina e nas indústrias eletrónica, química e aeroespacial, bem como em produtos de consumo como cosméticos e artigos de desporto. Os nanomateriais comportam-se de forma significativamente diferente dos materiais a granel devido a dois efeitos principais:

(1) efeitos de superfície decorrentes da menor estabilidade dos átomos da superfície em comparação com os átomos da massa, uma vez que os átomos da superfície têm menos vizinhos, o que resulta numa menor coordenação e em ligações insatisfeitas, e

(2) efeitos de confinamento quântico em materiais com electrões deslocalizados. Os nanomateriais podem ser classificados em três categorias: nanoestruturas de dimensão zero, como as nanopartículas, nanoestruturas unidimensionais, como os nanobastões, e nanoestruturas bidimensionais, como as películas finas. Este artigo centra-se nas nanopartículas devido à sua importância na medicina e na farmacologia. As nanopartículas são vantajosas para aplicação em biomedicina porque podem ser administradas por via intravenosa e distribuídas pelos órgãos e tecidos. Com as suas dimensões nanométricas, as partículas podem interagir estreitamente com as células e atravessar as membranas biológicas. Os sistemas nanoparticulados com bom potencial para aplicação médica incluem nanopartículas metálicas/inorgânicas/poliméricas, lipossomas, dendrímeros e conjugados polímero-fármaco. Estas nanopartículas podem servir como veículos de administração de medicamentos, agentes de diagnóstico/imagem ou terapêuticos, sendo frequentemente multicomponentes e multifuncionais.

O comportamento das nanopartículas em sistemas biológicos depende muito das suas propriedades físico-químicas. As nanopartículas, após administração intravascular, encontrarão imediatamente sangue, o que pode induzir aglomeração e sequestro. As nanopartículas de 10-100 nm são consideradas óptimas para a administração *in vivo*, uma vez que as mais pequenas (<10 nm) são rapidamente removidas pela depuração renal, enquanto as maiores (>200 nm) são rapidamente sequestradas pelo sistema reticuloendotelial (RES). Para além do tamanho, as características da superfície das nanopartículas também desempenham um fator importante na determinação do seu tempo de vida e destino durante a circulação. Idealmente, as nanopartículas devem ter uma superfície hidrofílica para inibir a sua interação com as proteínas plasmáticas e evitar a sua absorção pelo RES. A absorção inespecífica pelas células do RES resultará numa redução drástica da eficiência dos diagnósticos e terapêuticas baseados em nanopartículas. As nanopartículas destinadas a visar ativamente receptores específicos na superfície das células teriam de incorporar nas suas superfícies ligandos de visada suficientes, e as que servem de transportadores de fármacos teriam de libertar a sua carga útil no local pretendido. É importante compreender os potenciais efeitos secundários, para além dos efeitos pretendidos, das nanopartículas nas células e nos tecidos. Assim, a caraterização das propriedades e dos efeitos das nanopartículas é um passo fundamental na sua formulação para utilização médica. As secções seguintes analisam as técnicas actuais importantes para a caraterização de nanopartículas e discutem os desafios que podem ser encontrados.

CARACTERIZAÇÃO DAS PROPRIEDADES FÍSICO-QUÍMICAS DAS NANOPARTÍCULAS

1. TAMANHO

O tamanho das nanopartículas é um fator crucial para determinar as suas interacções com as células e a sua distribuição no sistema biológico. A capacidade das nanopartículas para extravasar da vasculatura e também a sua eliminação da circulação depende do seu tamanho. Esta é uma consideração importante para os transportadores de fármacos nanoparticulados, uma vez que os que circulam mais tempo terão mais hipóteses de atingir os seus alvos, o que resultará em melhores resultados de tratamento. As ferramentas mais utilizadas para determinar o tamanho das nanopartículas são a dispersão dinâmica da luz (DLS) e a microscopia eletrónica. A DLS, também conhecida como espetroscopia de correlação de fotões, mede o movimento browniano das nanopartículas em dispersão e relaciona a sua velocidade ou coeficiente de difusão translacional com o tamanho das nanopartículas, de acordo com a equação de Stokes-Einstein:

Dh= $kBT/3\pi\eta Dt$

onde,

Dh é o diâmetro hidrodinâmico

Dt é o coeficiente de difusão translacional

kB é a constante de Boltzmann

T é a temperatura termodinâmica

η é a viscosidade dinâmica

Numa experiência de DLS, um feixe de laser é dirigido para a dispersão de nanopartículas e as flutuações na intensidade da luz dispersa são monitorizadas com um detetor de fotões e relacionadas com o tamanho de uma esfera rígida hipotética que se difunde da mesma forma que as nanopartículas que estão a ser medidas. Assim, o diâmetro hidrodinâmico da esfera equivalente obtido por DLS não fornece qualquer informação sobre a forma das nanopartículas. A distribuição do tamanho da dispersão das nanopartículas, indicada pelo índice de polidispersão (PDI), também pode ser obtida a partir da medição por DLS. Quanto maior for o PDI, mais ampla é a distribuição do tamanho e um valor de PDI entre 0,1 e 0,25 indica uma distribuição estreita do tamanho. A DLS é uma técnica muito popular para medir o tamanho das nanopartículas, uma vez que requer uma preparação mínima da amostra e pode ser efectuada rapidamente (alguns minutos por execução) com pequenos volumes de dispersões diluídas. No entanto, os resultados obtidos por DLS podem ser distorcidos pela presença de agregados ou poeiras, uma vez que a intensidade da luz dispersa pela nanopartícula varia como a sexta potência do seu diâmetro. Assim, para a medição por DLS, é fundamental garantir que as nanopartículas estejam bem dispersas. A utilidade da DLS também é limitada se estiver presente uma distribuição multimodal do tamanho das partículas. Por exemplo, quando uma mistura de nanopartículas de 20 e 100 nm é medida, o sinal das partículas mais pequenas perde-se porque a intensidade de dispersão das partículas pequenas é mascarada pela das partículas maiores. A concentração da dispersão pode também afetar o tamanho hidrodinâmico, como ilustrado por Lim et al. utilizando nanopartículas magnéticas sem revestimento de superfície dispersas em água desionizada. Uma amostra demasiado diluída pode não resultar em eventos de dispersão suficientes para uma medição adequada, ao passo que podem ocorrer dispersões múltiplas numa amostra altamente concentrada. Além disso, as nanopartículas em concentrações elevadas têm uma maior tendência para se agregarem. Tendo em conta a sensibilidade da DLS à presença de agregados, esta técnica é útil para monitorizar a estabilidade coloidal. Esta técnica tem sido utilizada por vários investigadores para avaliar a estabilidade das nanopartículas em meios fisiologicamente relevantes. A microscopia eletrónica pode ser realizada para complementar a técnica DLS para medições do tamanho das partículas. A microscopia eletrónica de varrimento (SEM) utiliza um feixe de electrões de alta energia para varrer a superfície da amostra. Os raios X, os electrões retrodifundidos e os electrões secundários resultantes da interação da amostra com o feixe de electrões são recolhidos e convertidos para fornecer informações sobre a amostra, incluindo as características da sua superfície, o tamanho e a forma das características e a composição. O microscópio eletrónico de varrimento funciona a alto vácuo e a amostra deve ser condutora de eletricidade ou revestida por pulverização catódica com uma camada condutora (por exemplo, platina). Para a caraterização de nanopartículas no MEV, a amostra seca pode ser montada diretamente num suporte de amostras. No MEV convencional, o feixe de electrões é emitido por um canhão de electrões com filamentos de tungsténio ou LaB6. Substituindo estes por um canhão de emissão de campo, é possível obter uma microscopia eletrónica de varrimento por emissão de campo (FESEM) com maior resolução. A microscopia eletrónica de transmissão (TEM) também utiliza um feixe de electrões para interagir com a amostra sob alto vácuo, mas, neste caso, os electrões transmitidos são detectados. A TEM oferece uma resolução mais elevada do que a SEM e fornece mais informações à escala atómica, como a estrutura cristalina, mas a amostra tem de ser suficientemente fina para permitir a penetração dos electrões. Para a caraterização TEM de nanopartículas, uma dispersão das nanopartículas é normalmente depositada diretamente em grelhas ou filmes de suporte. A preparação de amostras para microscopia eletrónica pode introduzir artefactos, por exemplo, a desidratação de nanopartículas coloidais pode afetar a estrutura e a morfologia da amostra. Algumas nanopartículas, como os lipossomas ou os polímeros, são invisíveis ao MET sem coloração com metais pesados (por exemplo, com ácido fosfotúngstico), uma vez que não desviam suficientemente o feixe de electrões. Como tal, os tamanhos das partículas determinados por TEM e DLS podem diferir substancialmente. Este facto é ilustrado por uma comparação entre estes dois métodos para medir o tamanho de nanopartículas magnéticas revestidas com ácido oleico ou enxertadas com um revestimento polimérico hidrofílico. A imagem TEM das nanopartículas magnéticas estabilizadas com ácido oleico dispersas em hexano mostra que estas nanopartículas estão quase monodispersas com um diâmetro médio de cerca de 12 nm. Este valor é próximo do diâmetro hidrodinâmico médio de ~15 nm, determinado por DLS. A presença de cadeias de ácido oleico transparentes aos electrões (comprimento da cadeia

~2 nm) na superfície das nanopartículas magnéticas pode ter contribuído para o tamanho ligeiramente maior determinado por DLS. No caso das nanopartículas magnéticas enxertadas com poliglicerol hiper ramificado (HPG) e metotrexato (MTX), a imagem TEM indica uma semelhança de tamanho com as nanopartículas magnéticas estabilizadas com ácido oleico, embora o seu núcleo magnético constitua menos de 35 % do peso total, uma vez que em ambos os casos a TEM apenas mostra o núcleo de nanopartículas magnéticas densas em electrões. Por outro lado, o diâmetro hidrodinâmico destas nanopartículas aumentou para ~32 nm, e este aumento significativo do diâmetro hidrodinâmico é atribuído ao inchaço do invólucro hidrofílico de HPG em água durante a medição DLS.

2. CARGA DE SUPERFÍCIE

A carga superficial é outro fator que desempenha um papel importante na determinação da forma como as nanopartículas interagem com as proteínas e as membranas celulares e na sua subsequente absorção pelas células. Além disso, a carga superficial das nanopartículas também afecta a sua estabilidade coloidal, uma vez que tem um impacto direto na repulsão eletrostática das nanopartículas em dispersão. A carga superficial de uma nanopartícula em dispersão afecta a distribuição dos iões na região interfacial circundante, resultando numa maior concentração de contra-iões perto da superfície. A camada líquida que envolve a partícula existe em duas partes: a camada de Stern, que é a região mais próxima da superfície, onde os iões são considerados imóveis, e uma região exterior que permite a difusão dos iões. Nesta dupla camada eléctrica envolvente, existe um limite teórico (plano de deslizamento) dentro do qual o líquido se move juntamente com a partícula. O potencial medido neste plano de deslizamento é o potencial zeta, que não é exatamente a carga superficial, mas é o potencial de interesse prático na estabilidade da dispersão porque determina as forças interpartículas. O potencial zeta pode ser determinado utilizando a dispersão electroforética da luz (ELS), também conhecida como eletroforese Doppler a laser ou velocimetria Doppler a laser. Nesta experiência, é aplicado um campo elétrico a uma dispersão coloidal. As partículas carregadas na dispersão deslocam-se em direção ao elétrodo de polaridade oposta (eletroforese) com uma velocidade ou mobilidade electroforética que é proporcional ao potencial zeta. Um feixe de laser incide sobre a dispersão e a mobilidade electroforética pode ser determinada a partir do desvio de frequência da luz dispersa pelas partículas em movimento. A mobilidade electroforética medida (UE) é convertida em potencial zeta *(ζ)* através da equação de Henry:

$$U_E = 2\square\square_0 \zeta f_H(\kappa a)/3\pi$$

onde,

ε é a constante dieléctrica do dispersante

$\varepsilon 0$ é a permissividade do vácuo $f_H(\kappa a)$ é a função de Henry η é a viscosidade

O produto sem dimensão κa descreve o rácio entre o raio da partícula (a) e a "espessura" da dupla camada (κ-1). Em grandes κa (~100), a equação pode ser simplificada para a aproximação de Smoluchowski com $fH(\kappa a) = 1{,}5$. Por outro lado, quando $\kappa a << 1$, $fH(\kappa a) = 1$, isto é conhecido como a aproximação de Hückel. Doane et al. forneceram um gráfico de contorno baseado na aproximação de Ohshima à fórmula de Henry, identificando os regimes de Smoluchowski e Hückel para diferentes tamanhos de nanopartículas e forças iónicas da solução.

Estão disponíveis vários instrumentos comerciais para a medição do potencial zeta. Embora a medição seja facilmente efectuada com uma dispersão das nanopartículas, é necessário reconhecer o efeito da temperatura, da força iónica e do pH da dispersão no potencial zeta. A 5

A variação de temperatura de °C pode levar a alterações significativas no potencial zeta. Uma força iónica elevada diminui a dupla camada eléctrica, resultando numa redução do valor absoluto do potencial zeta, e os iões divalentes têm um efeito mais forte do que os iões monovalentes. A um pH baixo, as nanopartículas adquirem cargas mais positivas e o potencial zeta diminui à medida que o pH aumenta. Assim, é crucial fornecer informações exactas sobre a dispersão ao comunicar medições do potencial zeta.

3. COMPOSIÇÃO DA SUPERFÍCIE

As nanopartículas possuem um rácio área superficial/volume muito elevado e a importância das propriedades da superfície e da química das nanopartículas para determinar a sua adequação a bioaplicações específicas não pode ser subestimada. Por exemplo, tem havido um interesse crescente na utilização de nanopartículas superparamagnéticas de óxido de ferro para aplicações biomédicas, uma vez que estas nanopartículas têm baixa toxicidade e são adequadas para aplicações *in vivo*, uma vez que são biodegradáveis, sendo o produto de ferro reciclado pelas células. No entanto, as nanopartículas de óxido de ferro superparamagnético monodispersas são frequentemente sintetizadas através de um processo de decomposição a alta temperatura em que o ácido oleico é utilizado para estabilizar o produto formado. Como resultado, as nanopartículas dispersam-se bem em solventes orgânicos, mas não em meios aquosos. Para aplicações biomédicas, a superfície destas nanopartículas tem de ser modificada com um revestimento hidrofílico e biocompatível e, dependendo da aplicação pretendida, podem também ser ligados ligandos à superfície das nanopartículas para promover interacções com receptores celulares. Assim, é necessária uma análise da composição da superfície das nanopartículas para confirmar o sucesso do processo de adaptação. A espetroscopia de fotoelectrões de raios X (XPS), também conhecida como espetroscopia eletrónica para análise química (ESCA), é uma das técnicas mais utilizadas para analisar a composição da superfície das nanopartículas. A popularidade da XPS deve-se à sua capacidade de a) identificar e quantificar a composição elementar dos 10 nm ou menos exteriores de qualquer superfície sólida para todos os elementos, do lítio ao urânio, partindo do princípio de que o elemento de interesse existe a > 0,05 % atómico. O hidrogénio e o hélio não são detectáveis devido às suas secções transversais de fotoelectrões extremamente baixas, (b) revelar o ambiente químico em que o respetivo elemento existe e (c) obter as informações acima referidas com relativa facilidade e com uma preparação mínima da amostra. Na medição por XPS, a amostra é colocada numa câmara sob vácuo ultra-elevado e sujeita a raios X, mais frequentemente raios X Al $K\alpha$ (energia do fotão = 1486,7 eV). Um eletrão é ejectado de um nível de energia atómica pelo fotão de raios X e a sua energia é analisada pelo espetrómetro. Medindo a energia cinética dos fotoelectrões emitidos, *EK*, e conhecendo a energia do fotão $h\nu$, as energias de ligação dos fotoelectrões, EB, podem ser calculadas utilizando a equação de Einstein:

$$E_B = h\nu - E_K - \varphi$$

em que φ, a função de trabalho do instrumento, pode ser determinada por calibração. A equação acima mostra que apenas as energias de ligação inferiores à radiação de excitação podem ser sondadas.

Uma vez que as energias de ligação das orbitais electrónicas dos átomos são conhecidas, as posições dos picos no espetro de XPS podem ser utilizadas para identificar a composição da superfície atómica da amostra. Cada elemento tem uma estrutura eletrónica caraterística e, por conseguinte, um espetro XPS caraterístico. Estão disponíveis na literatura tabelas de energias de ligação para identificar e interpretar os espectros XPS. A utilidade do XPS para a caraterização de nanopartículas pode ser ilustrada pela utilização desta técnica para monitorizar as alterações na composição da superfície de nanopartículas magnéticas sujeitas a modificação da superfície, como se mostra na Fig. 3.3. As nanopartículas magnéticas revestidas com ácido oleico foram primeiro enxertadas com 3-(trimetoxisilil) propilmetacrilato (MPS) e o HPG foi depois enxertado nas nanopartículas magnéticas modificadas com MPS através da reação de clique tiol-eno.

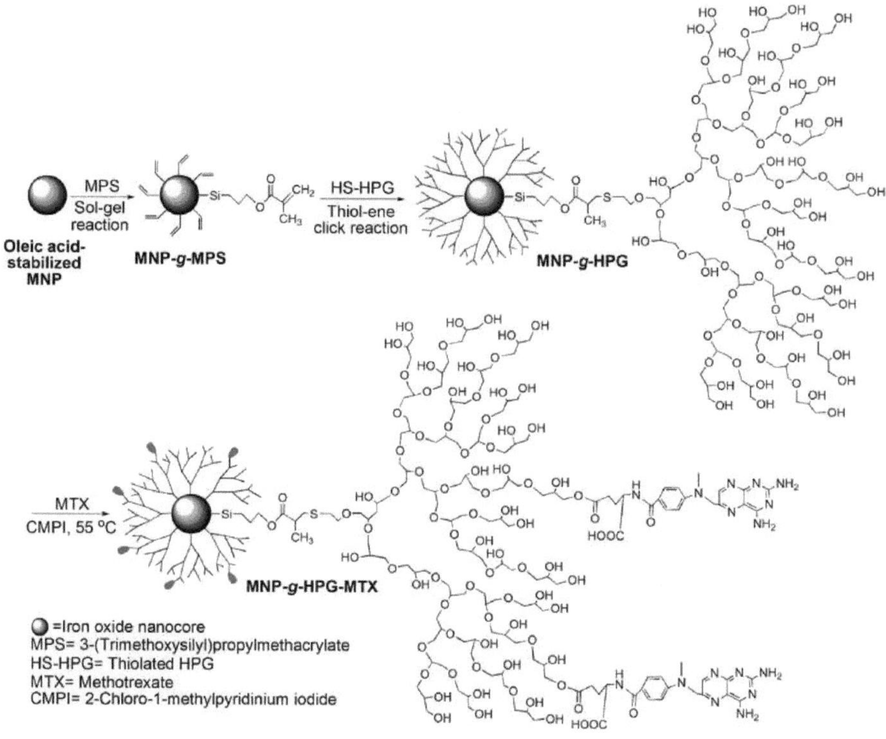

Fig. 3.3 Ilustração esquemática da síntese de nanopartículas magnéticas enxertadas com HPG e MTX conjugado.

A XPS é uma técnica poderosa capaz de identificar uma vasta gama de elementos e os seus estados químicos nas superfícies. A análise pode ser efectuada facilmente, mas a amostra deve ser compatível com o ambiente de vácuo ultra-alto. Uma vez que a XPS é uma técnica sensível à superfície, a limpeza durante a preparação e análise da amostra é imperativa para obter a verdadeira composição da superfície. Deve também salientar-se que, embora estejam disponíveis comercialmente ferramentas de deconvolução e de ajuste de picos, o ajuste de curvas das envolventes dos picos deve ser efectuado com precaução, especialmente na presença de picos sobrepostos. Espectros mal ajustados com arbitrariedade na largura e forma dos picos podem levar a uma interpretação incorrecta dos dados XPS. Estão disponíveis na literatura discussões mais pormenorizadas sobre o ajuste de curvas de dados XPS ao nível do núcleo e a importância de combinar as informações de ajuste de curvas com outras informações e experiências de apoio.

A espetroscopia de electrões Auger (AES) é outra ferramenta comum de análise de superfícies de nanopartículas. Tanto a AES como a XPS detectam electrões emitidos por amostras com energias cinéticas tipicamente inferiores a 2.000 eV, mas na AES a amostra é irradiada com electrões em vez de raios X.

A AES e a XPS fornecem informações semelhantes, mas a AES fornece

uma resolução lateral mais elevada, uma vez que o feixe de electrões pode ser focado para um tamanho mais pequeno do que os raios X. No entanto, o feixe de electrões também pode causar mais danos à superfície da amostra do que os raios X. Baer et al. apresentaram uma comparação dos tipos de informação que podem ser extraídos das nanopartículas utilizando os métodos de análise da superfície, AES, XPS, espetrometria de massa de iões secundários por tempo de voo (TOF-SIMS), dispersão de iões de baixa energia (LEIS), microscopia de túnel de varrimento (STM) e microscopia de força atómica (AFM). As técnicas baseadas em iões, TOF-SIMS e LEIS, podem fornecer informações sobre a composição química da superfície para complementar as técnicas de espetroscopia eletrónica, mas as técnicas de microscopia de sonda de varrimento, STM e AFM, são mais adequadas para extrair informações sobre propriedades físicas como o tamanho, a morfologia e a heterogeneidade da superfície.

A espetroscopia de infravermelhos com transformada de Fourier (FTIR) tem sido utilizada para identificar grupos funcionais em nanopartículas. Nesta técnica, a radiação infravermelha é passada através de uma amostra, e parte da radiação é absorvida pela amostra. O espetro resultante mostra uma série de bandas de absorção características da frequência das vibrações das ligações entre os átomos que constituem a amostra. Uma vez que cada amostra compreende uma combinação única de átomos, o espetro fornece uma identificação distinta da amostra, semelhante à de uma "impressão digital" molecular.

A região entre 2,5 e 25 µm (4.000-400 cm-1) é a mais frequentemente utilizada nos modernos instrumentos de infravermelhos. A preparação de amostras de nanopartículas sólidas para análise por FTIR envolve normalmente a moagem da amostra com KBr e, em seguida, a compressão do pó fino numa pelota fina que é colocada no suporte de amostra do espetrómetro FTIR. O KBr é transparente à radiação infravermelha e, por conseguinte, não interfere com o espetro de absorção. No entanto, uma vez que o KBr é higroscópico, devem ser tomadas precauções para garantir que o KBr está seco, caso contrário as bandas de absorção da água adsorvida podem interferir com o espetro da amostra.

A utilização do FTIR para identificar os grupos funcionais nas nanopartículas é ilustrada utilizando o exemplo das nanopartículas magnéticas enxertadas com HPG acima referido. O espetro de FTIR desta amostra mostra bandas de absorção dominantes a cerca de 3.000-3.500 cm-1 atribuídas às vibrações de estiramento dos grupos -OH, a 2.926 e 2.871 cm-1 devido a vibrações de estiramento CH2 e a 1.086 cm-1 associadas às vibrações de estiramento dos grupos éster C-O-C. Estes grupos são característicos da camada de enxerto de HPG. Estes grupos são característicos da camada de enxerto de HPG. As nanopartículas magnéticas enxertadas com HPG podem ser modificadas para se tornarem um sistema de administração de fármacos destinado a células cancerígenas através da conjugação do MTX na superfície das nanopartículas. O MTX é um dos fármacos de quimioterapia mais utilizados para o tratamento de muitos tipos de cancro. Além disso, uma vez que o MTX é um análogo do ácido fólico e que o recetor de folato está sobre-expresso em muitos tipos de células cancerígenas humanas, as nanopartículas funcionalizadas com MTX podem potencialmente atuar como um agente de orientação do cancro, para além de ser um medicamento anticancerígeno. O espetro FTIR das nanopartículas funcionalizadas com MTX pode ser comparado com o das nanopartículas enxertadas com HPG antes da conjugação com MTX e com MTX livre. As bandas de absorção de dupleto a 1.646 e 1.605 cm-1, que são os picos característicos dos grupos amida do MTX livre, aparecem no espetro das nanopartículas funcionalizadas com MTX, mas não nas nanopartículas enxertadas com HPG, confirmando assim a conjugação bem sucedida do MTX nas primeiras.

Para além de permitir a identificação de grupos funcionais em nanopartículas, o FTIR também pode ser utilizado para análise quantitativa. Para a análise quantitativa, é necessário estabelecer curvas de calibração. Shan et al. utilizaram o FTIR para quantificar a quantidade de hemoglobina encapsulada em nanopartículas poliméricas fabricadas pelo método de dupla emulsão a partir de copolímeros tribloco de poli(etilenoglicol)-poli-ácido lático-poli(etilenoglicol). O poliacrilonitrilo (PAN) foi escolhido como padrão interno, tendo sido introduzida uma quantidade constante nas amostras de calibração e de ensaio, a fim de evitar erros decorrentes do ambiente e da manipulação laboratorial. As amostras de calibração incluem hemoglobina, PAN e nanopartículas poliméricas em branco. As absorvâncias de IV a 1.540 cm-1 da hemoglobina (amida II) e a 2.241 cm-1 da PAN (-C≡N) foram medidas para estabelecer as equações de calibração que relacionam a razão da altura da banda de absorção da hemoglobina e da PAN em função da razão do peso da hemoglobina e da PAN. A partir das absorvâncias da hemoglobina e da PAN medidas nos espectros das amostras de teste, estas equações foram então utilizadas para calcular a quantidade de hemoglobina encapsulada.

Embora a FTIR no modo de transmissão seja a mais comum, a reflectância total atenuada - espetroscopia de infravermelhos com transformada de Fourier (ATR-FTIR) também tem sido amplamente utilizada. Ao contrário da FTIR de transmissão, em que o feixe de IV percorre um caminho reto através de uma amostra, na ATR, o feixe de infravermelhos é dirigido para um cristal de índice de refração elevado, onde sofre uma reflexão interna total. O feixe de IV refletido cria uma onda evanescente, que se projecta na amostra colocada em contacto com o cristal. Parte da energia da onda evanescente é absorvida pela amostra e a radiação atenuada é passada para o detetor. Tsai et al. utilizaram ATR-FTIR modificado para efetuar um estudo quantitativo da adsorção molecular competitiva em nanopartículas. Nestas experiências, as nanopartículas de Au foram depositadas a partir de uma dispersão para formar uma película sobre o cristal ATR de germânio do espetrómetro FTIR. Uma célula de fluxo foi fixada no topo do cristal ATR, soluções com várias concentrações de adsorventes moleculares foram então introduzidas na célula de fluxo e o espetro de IV foi recolhido. A densidade superficial das moléculas adsorvidas nas nanopartículas de Au foi calculada comparando a intensidade do sinal da banda de IV relacionada com o adsorbato com a curva de calibração estabelecida utilizando a molécula não ligada em água desionizada.

Outro método útil para a caraterização de moléculas orgânicas enxertadas na superfície de nanopartículas é a espetroscopia de ressonância magnética nuclear de spinning de ângulo mágico de alta resolução (HRMAS NMR). A ressonância magnética nuclear baseia-se no princípio de que todos os núcleos têm carga positiva e muitos núcleos, incluindo o 1H e o 13C, têm spin. Se o número de neutrões e o número de protões no núcleo forem iguais, este não terá um spin líquido. Na ressonância magnética nuclear (RMN), os spins nucleares não emparelhados são importantes, e o comportamento dos núcleos 1H e 13C tem sido explorado para deduzir a estrutura de compostos orgânicos. Na espetroscopia de RMN, a amostra é colocada num campo magnético e excitada por radiação de radiofrequência para induzir transições entre diferentes estados de spin nuclear. A frequência precisa da ressonância da transição energética depende do campo magnético efetivo no núcleo. Os diferentes átomos de uma molécula experimentam campos magnéticos ligeiramente diferentes devido aos seus diferentes ambientes locais. Assim, a informação sobre o ambiente químico do núcleo pode ser obtida a partir da sua frequência de ressonância. No espetro de RMN, a frequência de ressonância é expressa como um desvio químico, que é a frequência do sinal em relação à de uma molécula padrão e dividida pela frequência do espetrómetro. A unidade de desvio químico é partes por milhão (ppm). Em geral, quanto mais eletronegativo for o núcleo, maior será o desvio químico.

A RMN tem sido o padrão de ouro para a caraterização de pequenas moléculas, mas os sinais convencionais de RMN de moléculas ligadas a nanopartículas conduzem frequentemente a um alargamento significativo da linha. No entanto, sabe-se há mais de 40 anos que, se uma amostra sólida for rodada num ângulo de 54,74° (o ângulo mágico), a largura da linha dos sinais no espetro de RMN é significativamente reduzida. Polito et al. utilizaram a RMN HRMAS para analisar nanopartículas magnéticas derivadas de hidratos de carbono preparadas através de uma reação de clique de transferência diazóica/azida-alquina de superfície. Os autores relataram que os sinais eram nítidos e bem resolvidos, e a presença de um pico a ca. 8 ppm nos espectros de RMN de 1H atribuídos ao protão do triazol confirmou o sucesso da cicloadição 1,3 dipolar. Zhou et al. utilizaram a RMN 1H HRMAS para caraterizar completamente as estruturas dos ligandos em superfícies de nanopartículas de ouro. Verificaram que existem diferenças significativas na sensibilidade de deteção em função da distância entre a superfície das nanopartículas de ouro e os protões na molécula do ligando, com uma perda de sensibilidade para os protões mais próximos da superfície das nanopartículas.

4. ADSORÇÃO DE PROTEÍNAS

Quando as nanopartículas são administradas por via intravenosa no corpo, as proteínas plasmáticas circulantes podem ser facilmente adsorvidas na superfície das nanopartículas. As proteínas adsorvidas formam uma coroa, e muitas destas proteínas actuam como opsoninas, que são capazes de interagir com os receptores especializados da membrana plasmática dos monócitos e macrófagos. Este facto leva ao reconhecimento e à absorção das nanopartículas por estas células e à rápida remoção das nanopartículas (em poucos minutos) do sistema de circulação sanguínea. É geralmente aceite que as nanopartículas com superfícies neutras e hidrofílicas terão uma meia-vida mais longa. Assim, polímeros como o polietilenoglicol (PEG) ou os seus derivados e o HPG foram enxertados nas superfícies das nanopartículas para inibir a adsorção de proteínas. A compreensão das interacções nanopartículas-proteínas fornecerá informações sobre a forma como a superfície das nanopartículas deve ser modificada para aplicações *in vivo*.

A calorimetria de titulação isotérmica (ITC) tornou-se uma das ferramentas mais importantes para o estudo da interação de nanopartículas com proteínas. Pode medir a quantidade de proteína adsorvida, a afinidade da proteína pela superfície e a termodinâmica do processo de adsorção numa única experiência. Na experiência ITC, são injectadas alíquotas de proteína na dispersão de nanopartículas e a evolução do calor em função do tempo é comparada com a obtida com um controlo na ausência de nanopartículas para ter em conta o calor de diluição. Após a conclusão da experiência, o calor integrado é representado como kJ/mol de proteína versus rácio proteína/nanopartículas. Utilizando um modelo de equilíbrio, a constante de ligação para a adsorção de proteínas, a entalpia de adsorção e o número de sítios de ligação na nanopartícula podem ser estimados a partir da isotérmica ITC, tal como descrito por Becker et al. Os estudos recentes sobre a interação da albumina de soro bovino com nanopartículas de ZnO funcionalizadas com polietilenoimina e com nanopartículas de poliestireno com carga negativa e positiva ilustram a utilidade da ITC.

A espetroscopia de fluorescência é outro método utilizado para estudar a interação nanopartículas-proteínas. Nesta técnica, um feixe de luz incide sobre a amostra e a luz fluorescente emitida é recolhida por um detetor. Em muitos destes estudos, são utilizadas proteínas marcadas com fluorescência para permitir a visualização da absorção de proteínas pelas partículas e para estudar as propriedades estruturais das proteínas adsorvidas. Em alternativa, a técnica pode ser utilizada com nanopartículas, que são fluorescentes, como os nanoclusters de Au e os pontos quânticos, ou modificadas com um fluoróforo orgânico. No entanto, a marcação da superfície da proteína ou da nanopartícula com uma etiqueta fluorescente pode interferir com as subsequentes interacções proteína-superfície. A albumina de soro bovino, uma proteína modelo utilizada em numerosos estudos sobre a interação entre proteínas e nanopartículas, possui propriedades fluorescentes específicas devido à existência de dois resíduos de triptofano em posições diferentes (na superfície e na bolsa hidrofóbica). O triptofano é também altamente sensível a modificações do ambiente local e, como tal, o seu espetro de emissão de fluorescência é bem adequado para o estudo das alterações conformacionais das proteínas e da ligação a nanopartículas. Iosin et al. monitorizaram os espectros de fluorescência de soluções de albumina de soro bovino com diferentes concentrações de nanopartículas de Au adicionadas na região espetral entre 290 e 450 nm. As medições de fluorescência foram registadas utilizando um comprimento de onda de excitação de 280 nm, que está longe da banda de ressonância plasmónica das nanopartículas de Au. A banda de fluorescência intrínseca da albumina de soro bovino centrada em 336 nm (a partir da emissão de resíduos de triptofano) foi atenuada com o aumento da concentração de nanopartículas de Au. A partir dos espectros de fluorescência, foram determinados a constante de ligação e o número de sítios de ligação entre as nanopartículas de Au e a albumina de soro bovino.

Existem vários outros métodos, para além da ITC e da espetroscopia de fluorescência, para estudar a interação entre proteínas e nanopartículas. Bell et al. quantificaram a quantidade de proteína imunoglobulina G adsorvida em nanopartículas de Au estabilizadas com citrato utilizando três técnicas de medição do tamanho das partículas, DLS, análise de rastreio de nanopartículas (NTA) e sedimentação centrífuga diferencial (DCS), bem como espetroscopia

UV-visível. Para as experiências de DLS, a espessura do invólucro proteico foi calculada como metade da diferença entre o diâmetro medido por DLS para a partícula revestida de proteína e o diâmetro correspondente para a partícula de ouro estabilizada com citrato. O método NTA relaciona a taxa de movimento browniano com o tamanho da partícula, e o raio hidrodinâmico da esfera equivalente é calculado através da equação de Stokes-Einstein. A espessura do invólucro proteico foi calculada da mesma forma que na DLS. A DCS mede o tamanho das partículas com base na taxa de sedimentação das partículas, que depende do seu tamanho e densidade. A interpretação dos resultados requer o conhecimento do tamanho da partícula central e das densidades da partícula central, do invólucro proteico e do fluido circundante. No método de espetroscopia UV-visível, foi registado o espetro de extinção devido à ressonância de Plasmon de superfície localizada no ouro. A posição do pico plasmónico é sensível ao tamanho do núcleo de ouro e ao índice de refração do meio que envolve o núcleo. Para um invólucro proteico, a posição do pico muda com a densidade e a espessura do invólucro e foram efectuadas simulações do deslocamento de Plasmon para partículas com uma gama de espessuras de invólucro e índices de refração. Os autores concluíram que, com uma cobertura proteica completa, as espessuras do invólucro proteico calculadas a partir de todos estes métodos eram consistentes com uma margem de cerca de 20%.

APLICAÇÕES DA NANOTECNOLOGIA NA MEDICINA

Entre os diferentes sectores de aplicações nanotecnológicas, o da saúde e da boa forma física é o sector mais proficiente, com uma lista de aplicações nanotecnológicas em rápido crescimento. A aplicação generalizada das nanotecnologias para o diagnóstico, o tratamento e o controlo da evolução das doenças levou ao aparecimento de uma disciplina distinta denominada "nanomedicina". As vantagens da utilização de sistemas de dimensão nanométrica para aplicações terapêuticas nunca poderão ser sobrestimadas, dadas as suas funcionalidades ajustáveis e a sua capacidade de aceder a compartimentos biológicos e de interagir com biomoléculas de forma mais eficaz. Embora as dimensões físicas na gama nanométrica apresentem muitas vantagens em termos de transporte, orientação passiva e maior disponibilidade de moléculas à superfície, a química das partículas nucleares e dos agentes de revestimento fornece plataformas adicionais para personalizar a especificidade do alvo, o tráfico celular e a libertação sustentada de terapêuticas. Mais interessante é a possibilidade de incorporar estas múltiplas funcionalidades numa única entidade, o que distingue a nanotecnologia de outros desenvolvimentos recentes no domínio da medicina.

As principais áreas de aplicação nano-terapêutica nos cuidados de saúde são o tratamento do cancro, o controlo de infecções, a administração de vacinas, os suportes para a engenharia de tecidos e a imunoterapia. Até à data, foram desenvolvidos nanomateriais de metais, carbono, sílica, lipossomas, polímeros e materiais compósitos com diferentes objectivos. Embora a maioria das intervenções terapêuticas avançadas que utilizam a nanotecnologia ainda não tenha chegado às mãos dos médicos, os benefícios médicos da nanotecnologia já foram sentidos com o advento da nova geração de medicamentos contra o cancro, sistemas de diagnóstico e antimicrobianos. O crescimento perturbador das aplicações nanotecnológicas em diversos sectores e na medicina em particular levantou questões sobre a sua segurança para os seres humanos e o ambiente. A garantia da segurança das nanoterapêuticas tem sido reconhecida como um dos principais obstáculos à tradução de resultados de investigação interessantes.

Algumas das propriedades fundamentais dos materiais começam a mudar à medida que o seu tamanho se aproxima do "nano", o que tem sido a principal razão para o entusiasmo em torno dos nanomateriais. Por conseguinte, é razoável especular que as respostas biológicas aos nanomateriais também poderão ser diferentes das dos seus homólogos a granel. A resposta diferencial dos sistemas biológicos aos nanomateriais foi bem captada na nanomedicina. No entanto, por outro lado, as mesmas propriedades que tornam os nanomateriais atractivos para as suas aplicações terapêuticas, como a capacidade de penetrar em compartimentos biológicos, a persistência biológica necessária para a libertação lenta e sustentada de agentes terapêuticos, o potencial redox alterado e a capacidade de gerar espécies reactivas de oxigénio, a dissolução e libertação de componentes químicos, etc., podem gerar resultados negativos na interface nano-bio. Estudos de investigação efectuados ao longo dos anos mostraram que a toxicologia dos nanomateriais é diferente da toxicologia do material a granel ou da entidade química que constitui estes materiais. Uma vez que o domínio do estudo da toxicologia dos nanomateriais - a nanotoxicologia - avançou na última década, registou-se uma melhoria significativa na nossa compreensão das propriedades dos nanomateriais que os podem tornar potencialmente perigosos.

APLICAÇÕES DE NANOPARTÍCULAS ANTIMICROBIANAS EM ENDODONTIA

As nanopartículas têm certas vantagens estruturais e funcionais que explicam a sua significativa atividade antimicrobiana, potencialmente útil no campo da endodontia. Na endodontia, elas têm as seguintes aplicações:

- Nanopartículas como irrigantes;
- Nanopartículas como medicamentos intracanal;
- Nanopartículas como materiais de obturação;
- Terapia fotodinâmica baseada em nanopartículas;
- Nanomodificação de materiais para reparação de perfurações e selagem apical.

NANOPARTÍCULAS MAIS UTILIZADAS EM ENDODONTIA

Foi demonstrado que as nanopartículas possuem atividade antimicrobiana contra agentes patogénicos endodônticos comuns. As nanopartículas de prata (AgNPs) possuem ação antimicrobiana contra bactérias e vírus. Possuem principalmente uma atividade cida contra bactérias Gram-positivas e Gram-negativas. As AgNPs penetram predominantemente na parede celular bacteriana e aumentam a permeabilidade da parede celular, destruindo assim a integridade da membrana bacteriana. As AgNP provaram ser eficazes contra agentes patogénicos orais, tal como demonstrado num relatório da literatura que provou que as AgNP tinham uma melhor ação contra Streptococcus mutans (S. mutans) quando comparadas com a CHX.

O quitosano, um derivado desacilado da quitina, é um bioadesivo e provou possuir propriedades antimicrobianas de largo espetro. As nanopartículas de quitosano (CsNPs) são antimicrobianos de largo espetro, com ação contra fungos, bactérias Gram-positivas e Gram-negativas. A atração entre uma CsNP carregada positivamente e uma membrana celular bacteriana carregada negativamente provoca a fuga de componentes bacterianos intracelulares. O seu efeito antifúngico é atribuído ao facto de impedirem a germinação dos esporos.

As nanopartículas de óxidos metálicos como o óxido de zinco (ZnO), o óxido de magnésio (MgO), o óxido de cálcio (CaO) e o óxido de cobre (CuO) têm uma ação antibacteriana e antifúngica. Para além da fuga de componentes intracelulares, também produzem iões superóxido e espécies reactivas de oxigénio através da peroxidação lipídica que provoca a morte celular. As nanopartículas de MgO, CaO e ZnO mostraram ação contra bactérias Gram-positivas e Gram-negativas.

As nanopartículas de óxido metálico, bem como as CsNP, são biocompatíveis e facilmente modificáveis para potenciais aplicações. Observou-se que tanto as nanopartículas de CsNP como as de ZnO rompem o biofilme de E. faecalis (ATCC 29212) por microscopia confocal de varrimento a laser. Têm também a capacidade de manter a sua ação antimicrobiana até 90 dias após o envelhecimento na saliva, provando que possuem uma ação antimicrobiana prolongada.

O vidro bioativo tem sido estudado pela sua potencial ação antimicrobiana na sua forma nanométrica. O vidro bioativo, geralmente da família SiO2-Na2O-CaO-P2O5, exibe atividade antimicrobiana pela sua capacidade de aumentar o pH do ambiente, conduzindo, em última análise, a uma troca de sódio e protões com o ambiente circundante. O vidro bioativo micrométrico disponível no mercado (S53P4, Abmindent, Abmin Technologies, Turku, Finlândia) tem sido amplamente estudado. Esta preparação micrométrica provou ser inferior em termos de atividade quando comparada com o hidróxido de cálcio (Ca(OH)2) na eliminação de E. faecalis de espécimes de dentina infetada. Um estudo realizado por Mortazavi et al. (2010) comparou a ação antimicrobiana do vidro bioativo nanométrico (diâmetro médio: 20-90 nm) contra Escherichia coli (E. coli), Pseudomonas aeruginosa (P. aeruginosa), Salmonella typhi (S. typhi) e Staphylococcus aureus (S. aureus). As diferentes formulações de bioglass foram sintetizadas por um método sol_gel. O vidro bioativo nanométrico mostrou uma atividade bactericida significativa contra todos os organismos testados em concentrações de 50-100 mg/ml.

Os estudos também testaram o potencial dos nanocarreadores para agentes antimicrobianos, especialmente com CHX, um antimicrobiano comprovado em endodontia. A vantagem da utilização de nanocarreadores é a sua capacidade de fixar bactérias e fungos e imobilizar as suas toxinas. Também oferecem catiões e aniões para estabilização de cargas e ajudam nos processos de inclusão com catiões como a CHX. A CHX com montmorilonite de sódio e a CHX com complexos de β-ciclodextrina demonstraram ter uma maior estabilidade e uma libertação mais sustentada do fármaco e uma ação antimicrobiana contra Candida albicans (C. albicans (ATCC36901) e S. mutans (ATCC 25175).

NANOPARTÍCULAS COMO IRRIGANTES

De acordo com Zehnder et al. (2006), um irrigante ideal deve possuir atividade antimicrobiana de largo espetro, incluindo bactérias organizadas num biofilme. Devem também ser não tóxicos, não irritantes e não interferir com a reparação dos tecidos. Além disso, devem possuir capacidades de dissolução da polpa, inativar a endotoxina e remover a camada de esfregaço. Vários irrigantes de canais radiculares têm sido utilizados, como NaOCl, CHX, MTAD e EDTA. No entanto, a ação de irrigantes como o NaOCl pode ser inactivada devido a várias razões. As razões mais comuns são os exsudados da área periapical, as bactérias e a própria dentina.

Para ultrapassar as desvantagens dos irrigantes endodônticos actuais, a investigação testou várias nanopartículas quanto à sua ação antimicrobiana como irrigantes no canal radicular.

As AgNPs possuem uma ação antimicrobiana que depende do tamanho da partícula, sendo que as partículas mais pequenas (10-100 nm) apresentam uma ação antimicrobiana, mesmo contra bactérias multirresistentes. Foram publicados relatos na literatura, destacando a ação das AgNPs como irrigante. A forma líquida das AgNPs (diâmetro médio de 35 nm) mostrou atividade antimicrobiana contra E. faecalis (ATCC 2367) no estado planctónico. As AgNPs e o NaOCl inibiram o E. faecalis a 0,00125% e 0,0082% (Concentração Inibitória Mínima), respetivamente, após 6 h de incubação. A comparação entre as zonas de inibição revelou que a CHX teve o maior efeito inibitório, seguida pelas AgNPs (4000 μg/ml) e NaOCl (5,25%), que tiveram zonas de inibição semelhantes. Estes resultados estão de acordo com outro estudo que provou a eficácia antimicrobiana in vitro das AgNPs (juntamente com etanol e NaOH) contra E. faecalis (ATCC 29212) e S. aureus (ATCC 25923). Os resultados do estudo mostraram uma capacidade inibitória igual aos 3, 5 e 15 minutos, em comparação com NaOCl a 5,25%. Isto foi contrariado num estudo realizado por Wu et al. (2014) onde estudaram o efeito das AgNPs como irrigante a uma concentração de 0,1% numa secção de dentina in vitro. Os resultados após a irrigação de 6 ml dos diferentes irrigantes (solução de AgNP a 0,1%, NaOCl a 2% e solução salina estéril) durante 2 minutos mostraram que as AgNP tinham uma atividade comparável à da solução salina normal, mas uma atividade significativamente inferior à do NaOCl a 2% contra o biofilme de E. faecalis (ATCC 29212) (secções de dentina). Os autores deste estudo explicaram que as AgNP requerem um período de tempo mais longo para exercer a sua ação antimicrobiana, o que pode ser inadequado se as AgNP forem utilizadas como irrigante endodôntico.

O quitosano, sendo um derivado natural da quitina (encontrada especialmente nos esqueletos dos crustáceos), o segundo polímero natural mais abundante, torna a sua síntese económica (Avadi et al., 2004). No entanto, a ação das CsNPs parece ser afetada por vários factores, como a idade do microrganismo; a carga, o peso molecular, o potencial quelante, a solubilidade em água das CsNPs; o pH, a temperatura e a concentração iónica do ambiente em que as CsNPs actuam (Kong et al., 2010). Assim, para potenciais aplicações médicas, as CsNPs precisam de possuir um baixo peso molecular que permita uma elevada solubilidade e uma baixa viscosidade (Tikhonov et al., 2006). As CsNPs (70 nm de diâmetro e 49 mV de potencial zeta) mostraram uma ação antimicrobiana contra duas estirpes de E. faecalis (Kishen et al., 2008).

Foi efectuado um estudo in vitro e ex vivo para determinar o efeito antibacteriano das nanopartículas de nano MgO (70-150 nm de diâmetro) contra S. aureus (estirpe resistente à meticilina ATCC 33591),

E. faecalis (ATCC 29212) e C. albicans (ATCC 10231). Em termos do tempo necessário para inibir o crescimento microbiano, o nano MgO (5 e 10 mg/l) teve um desempenho semelhante ao dos irrigantes endodônticos comummente utilizados (5,25% NaOCl e 2% CHX). Foi concebido um modelo ex vivo de dentina inoculada com E. faecalis para estudar o efeito dependente do tempo do nano MgO como irrigante. Os resultados mostraram que, embora o nano MgO tenha produzido uma ação semelhante 6 horas após a irrigação, houve um efeito antimicrobiano significativamente maior do nano MgO quando comparado com o NaOCl às 24, 48, 72 e 168 horas após a irrigação. A citotoxicidade também foi avaliada utilizando o ensaio de citotoxicidade da lactato desidrogenase (LDH), que mostrou que o nano MgO não era citotóxico nas concentrações de 5 e 10 mg/l (Monzavi et al., 2014).

Assim, os estudos in vitro acima referidos revelaram resultados promissores na utilização de nanopartículas contra os agentes patogénicos endodônticos. Embora os resultados sejam promissores, existem ainda algumas provas contraditórias sobre a ação e a eficácia destas nanopartículas como irrigantes. Por conseguinte, são necessárias mais provas para fundamentar o seu papel como irrigante de eleição num cenário clínico.

NANOPARTÍCULAS COMO MEDICAMENTOS INTRACANAL

A persistência de microrganismos após o tratamento endodôntico resulta em fracasso endodôntico e infeção secundária. Os medicamentos intracanais reduzem as bactérias remanescentes e desinfectam ainda mais o canal após a instrumentação quimio-mecânica sob a forma de limpeza e moldagem e proporcionam um ambiente que permite a cicatrização dos tecidos perirradiculares (Chong e Pitt Ford, 1992). O Ca(OH)2 tem sido amplamente utilizado como medicamento intracanal. No entanto, devido à incapacidade de o Ca(OH)2 possuir atividade antimicrobiana contra todos os agentes patogénicos, a limitações nas suas propriedades físico-químicas (Siqueira e Lopes, 1999) e a uma penetrabilidade comparativamente maior dos microrganismos na dentina, a comunidade de investigação dentária começou a testar outras alternativas como a CHX, o metronidazol, o vidro bioativo e as nanopartículas, etc., como medicamentos intracanais.

As AgNPs, como já foi referido, requerem um período de interação mais prolongado com os microrganismos nos tecidos biológicos para exercerem uma forte ação antimicrobiana. Assim, as AgNPs foram formuladas como um gel, para um modo potencial de aplicação como um medicamento intracanal. Wu et al. (2014), que testaram a aplicação de AgNPs (0,1%) na irrigação com seringa, também utilizaram gel de AgNPs a 0,02% e 0,01% em superfícies de dentina inoculadas com biofilme de E. faecalis (ATCC 29212). O efeito antimicrobiano do gel de AgNP foi comparado com Ca(OH)2 (rácio 1:1,5, com água destilada). O gel de AgNP provou ser mais eficaz do que o Ca(OH)2 contra o biofilme de E. faecalis (inoculado em amostras de dentina) após 7 dias, especialmente a uma concentração de 0,02%, comprovando assim a sua eficácia na forma de gel para utilização potencial como medicamento intracanal na eliminação de E. faecalis (Wu et al., 2014). As AgNPs também foram testadas em combinação com Ca(OH)2 contra E. faecalis (ATCC 29212). A E. faecalis foi inoculada em amostras de raízes de 15 mm (comprimento) que foram instrumentadas e irrigadas para imitar os procedimentos de limpeza e modelação do canal radicular. Os medicamentos testados foram Ca(OH)2 (0,1 g/1 ml de água) e AgNP (diâmetro médio-70 nm) com combinação de Ca(OH)2 (0,1 g de Ca(OH)2/1 ml de suspensão de AgNP a 200 ppm). A combinação AgNP/Ca(OH)2 provou ser mais eficaz do que o Ca(OH)2 sozinho, após 1 e 7 dias como medicamento intracanal na eliminação de E. faecalis (Javidi et al., 2014a).

O vidro bioativo nanométrico possui os benefícios potenciais de uma área de superfície aumentada em comparação com os equivalentes micrométricos disponíveis no mercado. Proporcionam um mecanismo de ação semelhante ao do Ca(OH)2, aumentando o pH do ambiente circundante. Assim, o seu potencial para a desinfeção dos canais radiculares tem vindo a ser evidenciado nos últimos anos. O vidro bioativo nanométrico também mostrou uma atividade significativa contra E. faecalis (ATCC 29212) num teste de exposição direta (Waltimo et al., 2007). Gubler et al. (2008) delinearam as potenciais propriedades antimicrobianas de três formulações de nanobioglass (28S5, 45S5 e 77S). Discos de dentina bovina inoculados com E. faecalis (ATCC 29212) foram expostos a vidro nanobioactivo durante 1 h, 1 dia e 1 semana. Duas formulações de nanobiovidro (45S5 e 28S5) mataram todas as bactérias ao fim de um dia e liquefizeram-nas completamente ao fim de uma semana. A sua eficácia antimicrobiana foi semelhante à do Ca(OH)2 contra E. faecalis no estudo (Gubler et al., 2008). O vidro bioativo mantém a sua atividade antimicrobiana através da manutenção de um ambiente alcalino e da libertação contínua de espécies iónicas (Gubler et al., 2008). A sua atividade antimicrobiana é indicada pela massa de vidro bioativo que pode ser incorporada numa pasta quando utilizada numa área como o canal radicular. Isto foi estudado por Waltimo et al. (2009) que compararam vidros micrométricos (diâmetro médio 45S5: 5 µm), nanométricos (20-80 nm) e uma combinação de vidros nanométricos e micrométricos (50% p/p) relativamente à sua área de superfície, capacidade alcalina e eficácia antimicrobiana (após 10 dias) em dentes infectados com E. faecalis (ATCC 29212). Embora o vidro nanométrico tenha demonstrado ter uma área de superfície mais elevada, a sua capacidade alcalina e eficácia antimicrobiana foram significativamente inferiores às do vidro micrométrico e da combinação. Os autores apontaram a incapacidade de incorporar a massa suficiente de vidro bioativo nanométrico por volume de líquido na pasta para aplicações no canal radicular como a razão potencial para a eficácia reduzida contra a dentina inoculada com E. faecalis (Waltimo et al., 2009).

Está agora disponível um produto comercial, o NanocarePlus Silver and Gold (NanoCare Dental Nanotechnology, Katowice, Polónia). Este produto é uma combinação de AgNPs com algumas nanopartículas de ouro numa solução alcoólica para utilização potencial como medicamento intracanal em endodontia. Um estudo comparou o potencial antimicrobiano do NanoCare e do Ca(OH)2 como medicamento intracanal em espécimes de dentina inoculados com E. faecalis (ATCC 29212) (modelo in vitro modificado de Haapasalo e Ørstavik, 1987) após 7 dias. Os resultados mostraram que o Nanocare teve um desempenho significativamente melhor do que o Ca(OH)2 na eliminação de E. faecalis das amostras de dentina (Bednarski et al., 2013).

A capacidade de as nanopartículas exercerem uma ação antimicrobiana mais pronunciada com o aumento do tempo de contacto com o microrganismo foi comprovada pela sua eficácia como medicamento intracanal. No entanto, é necessária mais investigação para estudar a sua penetração nos túbulos dentinários e o seu efeito na dentina, na cicatrização periapical e nos tecidos perirradiculares.

NANOPARTÍCULAS COMO MATERIAIS DE OBTURAÇÃO

A principal função da obturação do canal radicular consiste em vedar os microrganismos remanescentes e impedir a entrada de fluidos no canal, que podem potencialmente servir como fonte de nutrientes para os microrganismos e induzir a sua proliferação, o que pode levar a uma infeção secundária e ao insucesso do tratamento endodôntico (Sundqvist e Figdor, 1998). Em vista das informações acima, foram publicados vários artigos de pesquisa que testaram nanopartículas em várias formas para auxiliar na obtenção de uma obturação microscopicamente perfeita.

A guta-percha revestida com AgNP foi testada em comparação com a guta-percha padrão como material de obturação utilizando testes de fuga de corante e microinfiltração bacteriana. O estudo concluiu que não houve diferença significativa na capacidade de selamento entre a guta-percha revestida com AgNP e a guta-percha padrão (Shantiaee et al., 2011).

Um bom selamento pode ser conseguido utilizando guta-percha juntamente com um selante (Younis e Hembree, 1976). Os selantes mais utilizados são os selantes à base de ZnO. Com o advento da nanotecnologia, o ZnO foi sintetizado como uma nanopartícula para aplicações como selante. Um estudo comparou a utilização de selantes de nano ZnO calcinados a diferentes temperaturas, nomeadamente 500°C (29 nm), 600°C (36 nm) e 700°C (63 nm), relativamente à sua capacidade de selar o sistema de canais radiculares. Os resultados do estudo mostraram que, quando comparado com o AH plus (Dentsply De Trey GmbH, Alemanha), o nano ZnO apresentou uma microinfiltração significativamente mais baixa, concluindo que foi conseguida uma melhor obturação com a utilização de um cimento de nano ZnO (Javidi et al., 2014b).

Estudos demonstraram que os cimentos para canal radicular têm uma atividade antimicrobiana diminuída, especialmente após a presa (Ørstavik, 1981; Spangberg et al., 1993; Siqueira e Gonc¸alves, 1996; Siqueira et al., 2000). Um efeito antimicrobiano melhorado e prolongado dos cimentos pode contribuir para uma melhor desinfeção do sistema de canais radiculares (Barros et al., 2014b). Nesta perspetiva, vários cimentos à base de nanopartículas foram testados quanto à sua ação antimicrobiana. Um cimento à base de resina epóxi com nano-hidroxiapatita foi testado quanto à sua ação antimicrobiana durante 7 dias contra vários microrganismos. Os resultados mostraram que o Nanoseal (selante à base de resina epoxi de nano-hidroxiapatite, Escola de Ciências Dentárias, Universiti Sains Malaysia) apresentou uma ação antimicrobiana inferior quando comparado com o Tubliseal (à base de ZnO eugenol, Sybron Endo, CA, EUA) e o Sealapex (à base de hidróxido de cálcio, Sybron Endo, MI, EUA) contra E. faecalis (ATCC 29212),

P. aeruginosa (ATCC 27853) e E. coli (ATCC 25922). A sua ação foi inferior quando comparada com a do Tubliseal (à base de Ca(OH)2, SybronEndo, MI, EUA) contra S. mutans (ATCC 35668) e Streptococcus sobrinus (ATCC 33478). Os selantes Nanoseal e AH26-silver free (à base de resina epóxi, Dentsply De Trey GmbH, Alemanha) apresentaram zonas de inibição semelhantes num teste de difusão em ágar, que foi maior quando comparado com o Roekoseal (à base de polidimetilsiloxano, Roeko, Coltene Whaledent, Langenau, Alemanha) (Aal-Saraj et al., 2012). O efeito do revestimento de AgNP diretamente sobre a dentina foi testado quanto às suas propriedades antibacterianas e antibiofilme. Os efeitos antibacterianos e antibiofilme da AgNP foram comparáveis aos do nitrato de prata e significativamente melhores do que os da CHX. Este estudo in vitro provou que o revestimento de AgNP na dentina possui propriedades antibacterianas e antibiofilme que podem ser exploradas para utilização como selante do canal radicular e para a prevenção de cáries secundárias (Besinis et al., 2014b). O aumento da atividade antimicrobiana dos cimentos foi feito através da adição de nanopartículas de polietilenimina de amónio quaternário (QPEI). Um estudo testou a combinação de nanopartículas de QPEI (58618 nm, potencial zeta 68,561,9 mV) com AH Plus (Dentsply, DeTrey, Konstanz, Alemanha) e Pulp Canal Sealer EWT (Kerr, Italia Srl, Salerno, Itália). A combinação foi testada quanto à sua atividade antimicrobiana contra E. faecalis (duas estirpes: ATCC 29212 e um isolado do dente com periodontite apical pós-tratamento). Concluíram que, após 30 minutos de interação, a adição de nanopartículas de QPEI ao Pulp Canal Sealer EWT (Kerr, Italia Srl, Salerno, Itália) apresentou melhores propriedades antibiofilme contra ambas as estirpes de E. faecalis. A adição de nanopartículas de QPEI também aumentou as propriedades antibiofilme do AH Plus (Dentsply, DeTrey, Konstanz, Alemanha), reduzindo a biomassa de biofilmes de E. faecalis (apenas a estirpe ATCC 29212) (Barros et al., 2014a). Um estudo realizado por Beyth et al. (2013) também confirmou a melhoria da ação antimicrobiana da nanopartícula policádica QPEI (diâmetro médio: 31,52 nm) incorporada num cimento endodôntico de resina epóxi-amina de duas pastas (RCS, B.J.M. Laboratories Ltd, Or-Yehuda, Israel), a uma concentração de 1,5% (p/p). Este cimento endodôntico mostrou uma forte ação antimicrobiana contra E. faecalis (isolado do canal radicular) reduzindo a contagem viável após 12 min de interação, sem bactérias viáveis após 1 h. A incorporação de nanopartículas mostrou-se não citotóxica e não prejudicou o fluxo e a solubilidade do cimento (Beyth et al., 2013). Os resultados de outra pesquisa sobre a inibição de cepas de E. faecalis resistentes à estreptomicina (isolado do canal radicular) mostraram propriedades antimicrobianas significativas de nanopartículas insolúveis de QPEI (diâmetro médio: 32 nm) incorporadas ao cimento AH plus (Dentsply DeTrey, Konstanz, Alemanha) na proporção de 2% (p/p) e ao cimento Gutta flow (Coltene Whaledent, Langenau, Alemanha) na proporção de 1% e 2% (p/p) após 4 semanas de incubação (Kesler Shvero et al., 2013). As nanopartículas de QPEI actuam contra os microrganismos causando a lise da parede celular e a fuga do conteúdo citoplasmático, matando assim as bactérias (Beyth et al., 2006). Como discutido anteriormente, as CsNPs conhecidas pela sua ação antimicrobiana tendem a impedir o crescimento microbiano de forma mais eficaz à medida que o pH é reduzido (Kong et al., 2010). O efeito potencial das nanopartículas de CsNP e ZnO isoladas e em combinação foi testado contra E. faecalis. Kishen et al, (2008) compararam o efeito de CsNP (diâmetro médio-70 nm, potencial zeta 49 mV), nanopartículas de ZnO (60100 nm, potencial zeta 22 mV), uma combinação de mistura de CsNPZnO (1:1 w/w, potencial zeta 40 mV) e nanopartículas em camadas de CsNPZnO (três bicamadas de CsNP e hialuronano num aspeto exterior de ZnO) contra E. faecalis (ATCC 29212) e a sua aderência à dentina. Os testes antimicrobianos mostraram que as CsNP tinham uma atividade máxima contra E. faecalis após 8 h. Foi efectuada uma análise microscópica de fluorescência para testar a aderência de E. faecalis à dentina, após o tratamento de amostras de raízes com CsNP, nanopartículas de ZnO, mistura de CsNPZnO e nanopartículas em camadas de CsNPZnO durante 24 h. Os resultados mostraram que as nanopartículas de ZnO, a mistura de CsNPZnO e as nanopartículas em camadas de CsNPZnO provocaram uma redução de 95% na aderência bacteriana, enquanto as CsNPs reduziram a aderência bacteriana em 83%. As nanopartículas também tiveram um efeito sinérgico com os irrigantes do canal radicular (CHX, NaOCl e EDTA) na redução da aderência das bactérias à dentina. Este estudo provou que as nanopartículas de CsNP e ZnO, individualmente e em combinação, são eficazes contra E. faecalis (Kishen et al., 2008). Por conseguinte, foram preparadas individualmente (diâmetro médio: 70 nm), como uma mistura com nanopartículas de ZnO (60-100 nm) e multicamadas com nanopartículas de ZnO. Estas formulações foram misturadas com o pó (proporção 15:100) de um selante à base de ZnO (Grossman 801). Este pó foi misturado com o líquido (proporção pó-líquido de 3 g/ml) para fazer um cimento que foi testado contra E. faecalis (ATCC 29212). Os resultados do estudo mostraram que houve uma melhoria nas características de fluxo das estirpes antibacterianas de E. faecalis. A adição de nanopartículas de QPEI também aumentou as propriedades antibiofilme do AH Plus (Dentsply, DeTrey, Konstanz, Alemanha), reduzindo a biomassa de biofilmes de E. faecalis (apenas a estirpe ATCC 29212) (Barros et al., 2014a). Um estudo realizado por Beyth et al. (2013) também confirmou a melhoria da ação antimicrobiana da nanopartícula policádica QPEI (diâmetro médio: 31,52 nm) incorporada num cimento endodôntico de resina epóxi-amina de duas pastas (RCS, B.J.M. Laboratories Ltd, Or-Yehuda, Israel), a uma concentração de 1,5% (p/p). Este cimento endodôntico mostrou uma forte ação antimicrobiana contra E. faecalis (isolado do canal radicular) reduzindo a contagem viável após 12 min de interação, sem bactérias viáveis após 1 h. A incorporação de nanopartículas mostrou-se não citotóxica e não prejudicou o fluxo e a solubilidade do cimento (Beyth et al., 2013). Os resultados de outra pesquisa sobre a inibição de cepas de E. faecalis resistentes à estreptomicina (isolado do canal radicular) mostraram propriedades antimicrobianas significativas de nanopartículas insolúveis de QPEI (diâmetro médio: 32 nm) incorporadas ao cimento AH plus (Dentsply DeTrey, Konstanz, Alemanha) na proporção de 2% (p/p) e ao cimento Gutta flow (Coltene Whaledent, Langenau, Alemanha) na proporção de 1% e 2% (p/p) após 4 semanas de incubação (Kesler Shvero et al., 2013). As nanopartículas de QPEI actuam contra os microrganismos causando a lise da parede celular e a fuga do conteúdo citoplasmático, matando assim as bactérias (Beyth et al., 2006).

Como discutido anteriormente, as CsNPs conhecidas pela sua ação antimicrobiana tendem a impedir o crescimento microbiano de forma mais eficaz à medida que o pH é reduzido (Kong et al., 2010). O efeito potencial das nanopartículas de CsNP e ZnO isoladas e em combinação foi testado contra E. faecalis. Kishen et al, (2008) compararam o efeito de CsNP (diâmetro médio-70 nm, potencial zeta 49 mV), nanopartículas de ZnO (60100 nm, potencial zeta 22 mV), uma combinação de mistura de CsNPZnO (1:1 w/w, potencial zeta 40 mV) e nanopartículas em camadas de CsNPZnO (três bicamadas de CsNP e hialuronano num aspeto exterior de ZnO) contra E. faecalis (ATCC 29212) e a sua aderência à dentina. Os testes antimicrobianos mostraram que as CsNP tinham uma atividade máxima contra E. faecalis após 8 h. Foi efectuada uma análise microscópica de fluorescência para testar a aderência de E. faecalis à dentina, após o tratamento de amostras de raízes com CsNP, nanopartículas de ZnO, mistura de CsNPZnO e nanopartículas em camadas de CsNPZnO durante 24 h. Os resultados mostraram que as nanopartículas de ZnO, a mistura de CsNPZnO e as nanopartículas em camadas de CsNPZnO provocaram uma redução de 95% na aderência bacteriana, enquanto as CsNPs reduziram a aderência bacteriana em 83%. As nanopartículas também tiveram um efeito sinérgico com os irrigantes do canal radicular (CHX, NaOCl e EDTA) na redução da aderência das bactérias à dentina. Este estudo provou que as nanopartículas de CsNP e ZnO, individualmente e em combinação, são eficazes contra E. faecalis (Kishen et al., 2008). Por conseguinte, foram preparadas individualmente (diâmetro médio: 70 nm), como uma mistura com nanopartículas de ZnO (60-100 nm) e multicamadas com nanopartículas de ZnO. Estas formulações foram misturadas com o pó (proporção 15:100) de um selante à base de ZnO (Grossman 801). Este pó foi misturado com o líquido (proporção pó-líquido de 3 g/ml) para fazer um cimento que foi testado contra E. faecalis (ATCC 29212). Os resultados do estudo mostraram que houve uma melhoria nas características de fluxo, no efeito antibacteriano e na capacidade de libertação e lixiviação dos componentes antimicrobianos dos vedantes incorporados com nanopartículas, tendo a combinação ZnO_CsNP apresentado os melhores resultados (Kishen et al., 2008). Outro estudo testou a ação antimicrobiana das CsNP incorporadas num selante de ZnO eugenol e testou a diferença entre diferentes tratamentos de superfície. Os resultados mostraram que os selantes de ZnO incorporados com CsNP possuíam antibiofilme contra E. faecalis (ATCC 29212) inoculado em espécimes de dentina radicular bovina, mesmo após 4 semanas de envelhecimento. No entanto, parecia haver uma moderação no efeito antibiofilme do cimento após um tratamento de superfície que incluía CsNP-conjugado com Rosa Bengala (RB) combinado com terapia fotodinâmica, possivelmente devido a interacções catião-anião (DaSilva et al., 2013).

TERAPIA FOTODINÂMICA BASEADA EM NANOPARTÍCULAS

A terapia fotodinâmica consiste na ativação de um fotossensibilizador (normalmente um corante) pela luz. Este produz radicais livres e oxigénio simples que desnaturam moléculas como as proteínas, os lípidos e os ácidos nucleicos. Destroem também o ADN de cadeia simples e dupla, causando danos no ADN superenrolado do plasmídeo (implicado na resistência aos antibióticos) (Konopka e Goslinski, 2007; Souza et al., 2010; George e Kishen, 2008). Devido a uma diferença nas estruturas da parede celular entre as bactérias, um fotossensibilizador com carga positiva é mais eficaz na eliminação de infecções polimicrobianas (Wilson et al., 1995; Merchat et al., 1996). A terapia fotodinâmica tem sido testada como um modo de desinfeção endodôntica. O azul de metileno, o azul de toluidina O e o corante RB têm sido utilizados como fotossensibilizadores. Nos últimos tempos, a investigação tem tentado lançar luz sobre a utilização de nanopartículas como fotossensibilizadores. As nanopartículas específicas funcionalizadas em combinação com fotossensibilizadores são mais selectivas e permitem uma maior absorção do fotossensibilizador pela célula. Oferecem também a vantagem de reduzir o efluxo do fotossensibilizador da célula, aumentando a estabilidade após a conjugação, permitindo a agregação do fotossensibilizador e a produção de um fluxo constante de espécies reactivas de oxigénio (Veerapandian e Yun, 2011; Kishen, 2010). O corante RB é um fotossensibilizador e pode ser utilizado em combinação com nanopartículas para uma terapia fotodinâmica eficiente, tal como descrito por Guo et al. (2010), que testaram a ação de nanopartículas de sílica conjugadas com RB e concluíram que era eficaz contra S. aureus e Staphylococcus epidermidis (Guo et al., 2010). Shrestha e Kishen (2014a) relataram o efeito da terapia fotodinâmica baseada em CsNP funcionalizada com RB (diâmetro médio: 60620 nm, carga: 3060,06 mV) contra biofilme monoespécie (E. faecalis ATCC 29212) e dentina inoculada com modelo de biofilme multiespécie (Prevotella intermedia ATCC 25611, Actinomyces naeslundii ATCC 12104 e Streptococcus oralis ATCC 35037). As CsNPs funcionalizadas com RB (15 min de tempo de interação) activadas por irradiação (fibra de 540 nm com 60 J/cm2 de energia) revelaram uma rutura da membrana celular das bactérias e uma maior penetrabilidade na estrutura do biofilme em comparação com o fotossensibilizador RB isolado. O CsNP funcionalizado com RB fotoactivado rompeu o biofilme tridimensional de várias espécies inoculado na dentina (Shrestha e Kishen, 2014a). Foi demonstrado que o CsNP funcionalizado com RB fotoactivado retém a maior parte da sua eficácia antimicrobiana (redução de 35%) contra o biofilme planctónico E. faecalis (ATCC 29212) mesmo na presença de inibidores de irrigantes endodônticos tradicionalmente utilizados, como polpa e albumina de soro bovino, após 24 h. Os resultados do efeito da dentina e do lipopolissacarídeo mostraram uma redução nas horas iniciais de interação, mas nenhuma diferença após 24 horas (Shrestha e Kishen, 2014b). O corante RB e as CsNPs formam uma ligação carboxil amina (Moczek e Nowakowska, 2007). As CsNPs funcionalizadas com RB, para além de destruírem o biofilme de E. faecalis, também ajudaram na estabilização da matriz de colagénio da dentina, proporcionando um efeito benéfico duplo (Shrestha et al., 2014). Para além destes benefícios, as CsNPs funcionalizadas com RB também provaram possuir uma menor citotoxicidade quando comparadas com o corante RB sozinho (Shrestha et al., 2012).

O poli(ácido lático-co-glicólico), um polímero biodegradável, anteriormente utilizado como veículo para a libertação sustentada de antibióticos (Esmaeili et al., 2007; Jeong et al., 2009), foi testado como veículo para fotossensibilizadores em terapia fotodinâmica. Foi demonstrado que as nanopartículas de poli(ácido lático-co-glicólico) (diâmetro: 100-250 nm) carregadas com azul de metileno (carga: ausência de carga útil: 223,48 mV, presença de carga útil: 231,87 mV) apresentaram uma elevada agregação ao longo da parede celular de E. faecalis após incubação até 10 minutos (ATCC 29212). A fotoactivação do fotossensibilizador utilizando um laser de díodo (potência de 1 Watt e comprimento de onda de 665 nm) acoplado a uma fibra ótica de 1 mm de diâmetro que emite luz (dose de fluência de energia - 60 J/cm2) durante 5 minutos mostrou uma ação antimicrobiana melhorada contra E. faecalis. As nanopartículas foto-activadas de poli(ácido lático-co-glicólico) carregadas com azul de metileno apresentaram propriedades antibiofilme significativas quando aplicadas em canais radiculares inoculados com biofilme de E. faecalis (Pagonis et al., 2010).

A especificidade, as propriedades antibiofilme e a citotoxicidade potencialmente mais baixa da terapia fotodinâmica baseada em nanopartículas permitem a sua utilização como potencial adjuvante na desinfeção dos canais radiculares.

NANOMODIFICAÇÃO DE MATERIAIS PARA REPARAÇÃO DE PERFURAÇÕES E SELAGEM APICAL

Uma comunicação iatrogénica ou patológica entre o sistema de canais radiculares e os tecidos periodontais ou a cavidade oral é designada por perfuração (Tsesis e Fuss, 2006). Esta perfuração tem de ser selada com a utilização de determinados materiais. Para além das perfurações, várias outras condições e procedimentos clínicos exigem que a comunicação entre o canal radicular e o espaço do ligamento periodontal circundante seja selada. A cirurgia endodôntica é necessária em algumas condições patológicas. Também é utilizada como adjuvante do tratamento convencional do canal radicular em algumas condições. Esta cirurgia resulta na exposição da dentina e do canal radicular ao espaço do ligamento periodontal. Para além da cirurgia endodôntica, a reabsorção também pode levar à exposição da dentina e do canal radicular ao ligamento periodontal (Bodrumlu, 2008). A apexificação é um procedimento que é efectuado em dentes com um ápice aberto e polpa não vital e cria uma barreira apical para fechar o ápice e permitir a obturação do canal radicular (Rafter, 2005). Todas estas condições acima mencionadas podem exigir a utilização de um material para selar a comunicação entre o canal radicular e o espaço do ligamento periodontal.

Este material deve aderir às paredes da cavidade para evitar fugas, resistir a alterações na exposição à humidade e manter a estabilidade dimensional. Para além do acima exposto, deve ser biocompatível (Torabinejad et al., 1995a,b; Gartner e Dorn, 1992). À luz dos critérios acima referidos, com as vantagens da biocompatibilidade e da boa capacidade de selamento (Borges et al., 2010; Camilleri, 2007), o MTA tem sido amplamente estudado. No entanto, apesar das vantagens óbvias, o tempo de presa prolongado (Kogan et al., 2006), a baixa resistência ao ácido e a porosidade (Saghiri et al., 2008) são considerados as suas desvantagens.

Foram efectuadas tentativas de nanomodificação para melhorar as propriedades do MTA. Um desses estudos, que tinha como objetivo ultrapassar as suas desvantagens mecânicas e físicas, comparou as propriedades físicas do MTA nano branco com as do MTA convencional. O MTA nano-branco apresentou um tempo de presa significativamente inferior, uma área de superfície aumentada, maior microdureza e resistência ao ácido quando comparado com o agregado de MTA convencional (Saghiri et al., 2012).

Uma caraterística ideal de um material que está em estreita associação com os tecidos perirradiculares é a capacidade de ter ação antimicrobiana (Abdal e Retief, 1982). Vários estudos testaram a ação antimicrobiana do MTA e apresentaram resultados contraditórios (Stowe et al., 2004; Holt et al., 2007; Zhang et al., 2009; Parirokh e Torabinejad, 2010). Por conseguinte, foram experimentadas várias modificações no MTA para melhorar a sua ação antimicrobiana. Bahador et al. (2014) avaliaram a ação antimicrobiana da mistura AgNP-MTA contra agentes patogénicos anaeróbios periodontais comuns e compararam-na com a AgNP. A AgNP-MTA inibiu as quatro bactérias testadas: Aggregatibacter actinomycetemcomitans (A. actinomycetemcomitans ATCC-33384), Fusobacterium nucleatum (F. nucleatum ATCC-33277), Porphyromonas gingivalis (P. gingivalis ATCC-33270), Prevotella intermedia (P. intermedia ATCC-49046). A. actinomycetemcomitans foi mais sensível ao AgNP-MTA. A concentração antimicrobiana que mostrou atividade contra todos os organismos foi de 25 ppm (Bahador et al., 2014). Samiei et al. (2013) adicionaram pó de AgNP ao MTA a uma concentração de 1% (p/p) e testaram as zonas de inibição contra

E. faecalis (ATCC 29212), P. aeruginosa (ATCC 15692), S. aureus (ATCC 29213) e C. albicans (ATCC 10231). A combinação AgNP-MTA teve uma zona de inibição significativamente maior para E. faecalis, C. albicans e P. aeruginosa quando comparada com MTA (Samiei et al., 2013).

Chogle et al. (2011) utilizaram um novo nanocompósito polimérico como material de preenchimento da extremidade da raiz e testaram a sua fuga (aparelho de fuga de câmara dupla) após o preenchimento da extremidade da raiz de uma amostra de raiz in vitro inoculada com E. faecalis (ATCC 29212). Foram preparados dois novos nanocompósitos utilizando nanopartículas de organoclasta C18. Os resultados mostraram que o nanocompósito (composição monomérica de Bis-GMA, TEGDMA, HEMA) (mostrou uma fuga significativamente reduzida aos 5 dias e acima quando comparado com um compómero e um compósito comercialmente disponíveis). O nanocompósito proporcionou assim um selamento apical superior nas condições de teste in vitro (Chogle et al., 2011).

NANOMEDICINA: APLICAÇÕES DE ADMINISTRAÇÃO DE MEDICAMENTOS RELACIONADAS COM O TAMANHO, INCLUINDO PERIODONTIA E ENDODONTIA

Os transportadores lipossómicos dominam o campo dos produtos aprovados em nanomedicina. Foram aprovadas outras partículas na gama nanométrica, mas trata-se de moléculas de fármaco nanocristalinas ou de moléculas de fármaco conjugadas com proteínas, que visam sobretudo uma melhor solubilização do que o controlo da libertação do fármaco. Foram aprovados vários transportadores lipossomais, embora não seja claro que todos eles sejam transportadores na gama nanométrica. Um levantamento da literatura a partir de 2002 mostra que cerca de 2 600 artigos apresentam nanocarreadores, dos quais 1 060 se enquadram em sistemas de administração de fármacos. Do mesmo modo, desde 1987, foram registadas 4 382 patentes relativas à administração de fármacos em nanopartículas. Trata-se, portanto, de um domínio de investigação extremamente fértil e que continuará a sê-lo num futuro próximo.

A tradução da investigação em produtos comerciais parece ser lenta mas constante. Em 2006, o número de produtos nanoterapêuticos aprovados era de 23 no total, tendo aumentado para cerca de 33 em 2013. A mesma revisão também categoriza os produtos nanoterapêuticos por doença:

A terapêutica do cancro dominou o domínio dos produtos aprovados, com zero produtos aprovados nos domínios ocular ou dentário.

Os sistemas microparticulados existem há mais tempo do que os sistemas nanoparticulados, tendo o primeiro produto sido aprovado em 1989: a formulação biodegradável Lupron-Depot® de microesferas de PLGA (ácido poli(lático-glicólico)) contendo acetato de leuprolide para a terapia do cancro da próstata. Trata-se de micropartículas "sólidas", nas quais o fármaco se encontra disperso numa matriz de um polímero biodegradável: o fármaco é libertado através de um mecanismo de difusão. De facto, tais formulações são agora comuns, sendo a principal vantagem a capacidade de transportar quantidades razoáveis de fármaco e de serem facilmente formuladas em formulações injectáveis (ou seja, de viscosidade aceitável).

Em geral, as nanopartículas são consideradas como tendo vantagens sobre as micropartículas. A vantagem mais importante parece ser a do extravasamento e da penetração celular. Existem duas abordagens para a produção de nanopartículas: a comunhão de partículas maiores por moagem ou outras técnicas de trituração e pelos processos "sintéticos" convencionais de emulsificação/diálise/liofilização. Geralmente, processos como a secagem por pulverização não podem produzir partículas na gama nano. No caso das partículas lipossómicas, a ultrafiltração é frequentemente utilizada para eliminar as partículas maiores.

NANOPARTÍCULAS: ESTRUTURA, PREPARAÇÃO E

CARACTERIZAÇÃO

Os diferentes tipos de partículas são normalmente produzidos por processos diferentes, e esses processos e esses processos são aqui discutidos:

➢ NANOPARTÍCULAS POLIMÉRICAS

- **TRITURAÇÃO**

A moagem (que é basicamente um processo de trituração) em conjunto com a filtração por peneiração tem sido utilizada para preparar nanopartículas poliméricas. O ponto de partida pode ser partículas secas por pulverização produzidas na gama de microns, desde que os fármacos sejam estáveis à secagem por pulverização; caso contrário, podem ser utilizados processos de emulsão ou precipitação para gerar partículas de tamanho micron que incorporem fármacos. A moagem conduz geralmente a partículas não esféricas, mas isto é aceitável do ponto de vista da administração do fármaco.

- **MÉTODOS DE EMULSÃO**

Esta é, de longe, a abordagem preferida para obter nanocarreadores poliméricos incorporados com fármacos. Quando o fármaco é hidrofóbico, é co-dissolvido com polímeros num solvente comum e depois emulsionado em água, geralmente com tensioactivos. A evaporação do solvente seguida de liofilização é normalmente utilizada para obter partículas poliméricas contendo o fármaco. As gamas de tamanho tendem a situar-se na gama dos microns, pelo que a redução do tamanho é obtida através de métodos de moagem ou filtração.

Para incorporar um fármaco hidrofílico, este é primeiro dissolvido em água, seguido de emulsificação numa solução de polímero orgânico. Esta mistura é então emulsionada em água contendo tensioativo para produzir uma emulsão água/óleo/água (p/p). A secagem por solvente seguida de liofilização conduz novamente a partículas de dimensão micrónica em geral.

O controlo do tamanho pode ainda ser exercido pela homogeneização e por tensioactivos. Foram necessárias velocidades de aproximadamente 10.000 rpm para reduzir o tamanho das partículas de PLGA (copolímero de ácido poli (d, l-lático e ácido glicólico) para menos de 1.000 nm, enquanto as concentrações de PVA (álcool polivinílico) superiores a 5% não diminuíram ainda mais o tamanho das partículas de PLA (ácido poli l-lático) para menos de 120-150 nm.

Foram propostas variações do método de emulsão. Por exemplo, Quintanar-Guerrero et al. prepararam nanoesferas e nanocápsulas utilizando um óleo na fase orgânica. Neste esquema, para preparar nanocápsulas, um polímero e um óleo (miglyol) são primeiro dissolvidos em acetato de etilo (EtAc)/água e depois emulsionados numa solução de PVA numa mistura de água/EtAc. Quando se adiciona água a esta emulsão, o EtAc difunde-se na água, formando estruturas nanométricas, que são depois solidificadas por remoção do solvente seguida de ultracentrifugação. As nanoesferas de cerca de 400 nm podem ser produzidas eliminando o miglyol da mistura, enquanto as nanocápsulas de 180-300 nm são produzidas pela adição de quantidades variáveis de miglyol. Nestes casos, as "peles" das cápsulas são feitas de polímero. Este método permite uma maior carga de fármacos hidrofóbicos no núcleo da nanocápsula.

➢ NANOMICELAS POLIMÉRICAS

As nanomicelas poliméricas são produzidas utilizando uma abordagem completamente diferente. O ponto de partida é uma molécula anfotérica (normalmente, um copolímero de PLA-poli(etilenoglicol) (PEG), se se pretender a biodegradabilidade), que é dissolvida em água em concentrações crescentes até se atingir a sua concentração micelar crítica (CMC). Uma vez conhecida a CMC, o polímero e o fármaco são dissolvidos primeiro num solvente orgânico (se o fármaco for hidrofóbico) e, em seguida, a mistura é dialisada contra água. A concentração do polímero na quantidade final de água é ajustada para ficar bem acima da CMC. Após a diálise, as "partículas" podem ser isoladas por centrifugação e/ou liofilização. A reconstituição em água ou soro fisiológico deverá regenerar a estrutura micelar, desde que as micelas sejam estáveis num meio iónico. Normalmente, a CMC é aumentada pela presença de espécies iónicas.

Os fármacos hidrofílicos não podem ser facilmente incorporados em estruturas micelares esféricas simples.

Para isso, precisamos de utilizar outro tipo de sistema de auto-montagem, os lipossomas.

➢ LIPOSSOMOS

Os lipossomas de tamanho nanométrico podem ser preparados utilizando a técnica de reidratação, seguida de extrusão. Em geral, quantidades conhecidas de lípidos, com e sem colesterol, são dissolvidas num solvente orgânico de baixo ponto de ebulição, como o etanol, a 60 °C. Utilizando um evaporador rotativo, o solvente orgânico é evaporado para formar uma película fina. Esta é então hidratada com uma solução aquosa contendo o fármaco ou a proteína. A re-hidratação conduz normalmente à formação de vesículas multilamelares (MLV), que têm tamanhos na ordem dos 0,5-5 μm. Estas são reduzidas para cerca de 70-500 nm (vesícula unilamelar, ou ULV) por extrusão através de filtros de membrana a altas pressões para produzir lipossomas com fármacos incorporados. No exemplo acima, o fármaco é incorporado pelo método de carregamento "passivo". Para fármacos mais hidrofílicos, é necessário um método de carregamento "ativo" para incorporar quantidades terapeuticamente significativas. Para a carga passiva, um fármaco lipofílico é dissolvido na fase orgânica, enquanto um fármaco hidrofílico é dissolvido na fase aquosa. Um exemplo de um método ativo é a utilização de um gradiente de pH ou de um gradiente eletroquímico para diferentes tipos de fármacos.

➢ DENDRIMERS

Os dendrímeros são essencialmente estruturas poliméricas hiper-ramificadas que podem potencialmente "encapsular" fármacos ou proteínas. O controlo da libertação é exercido principalmente por difusão e, em alguns casos, por degradação. Estas estruturas hiper ramificadas (polímeros) são preparadas através de uma sequência de reação muito específica, geralmente começando com uma molécula terminada em amina.

Esta molécula é reagida com um éster de acrilato e depois com etileno diamina para produzir um dendrímero de "geração completa". A repetição das reacções acima referidas dá origem a uma estrutura altamente ramificada com "cavidades" internas que podem conter átomos de metal ou outras moléculas convidadas na presença de grupos amina. As moléculas podem ser conjugadas com os grupos "interiores", bem como com os grupos "superficiais", e estas moléculas podem ser um fármaco, um péptido, um anticorpo ou um PEG. A conjugação abre geralmente possibilidades de orientação selectiva para os tecidos, mas raramente para aplicações de libertação sustentada.

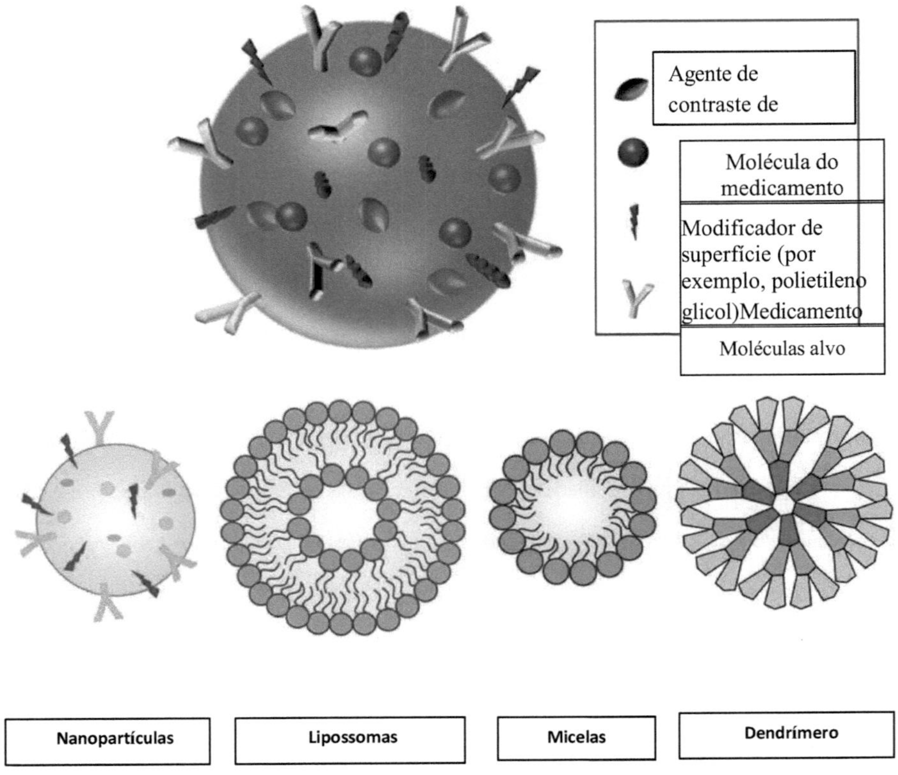

Descrições pictóricas de diferentes tipos de nanopartículas poliméricas e das suas respectivas funcionalidades. São apresentados os modificadores de superfície, as moléculas alvo (ligandos) e os agentes incorporados.

AVANÇOS DA NANOTECNOLOGIA NA MEDICINA DENTÁRIA CONSERVADORA NANOCOMPÓSITO

Uma das contribuições mais significativas para a medicina dentária foi o desenvolvimento da tecnologia de compósitos à base de resina. Os compósitos adesivos têm a vantagem de conservar a estrutura dentária sólida com o potencial de reforço dentário, ao mesmo tempo que proporcionam restaurações cosmeticamente aceitáveis. No entanto, nenhum material compósito foi capaz de satisfazer as necessidades funcionais das restaurações posteriores de classe I ou II e a estética superior exigida para as restaurações anteriores. Havia a necessidade de desenvolver um compósito dentário que pudesse ter excelentes propriedades mecânicas adequadas para restaurações de alta tensão, bem como uma retenção de polimento superior. A Nanoproducts Corporation fabricou com sucesso nanopartículas discretas não aglomeradas que são distribuídas homogeneamente em resinas ou revestimentos para produzir nanocompósitos. O nanofiller utilizado inclui um pó de silicato de alumina com um tamanho médio de partícula de 80 nm. Devido às pequenas dimensões das partículas, as nanocargas são capazes de aumentar o nível global de carga até 90% a 95% em peso. Uma vez que a contração da polimerização se deve principalmente à matriz de resina, o aumento do nível de carga resulta numa menor quantidade de resina nos nanocompósitos e também reduzirá significativamente a contração da polimerização e melhorará drasticamente as propriedades físicas dos nanocompósitos. O nanocompósito é composto por três tipos diferentes de componentes de carga: nanopartículas de sílica discretas não aglomeradas, vidro de bário e cargas pré-polimerizadas.

ORMOCERS

Uma nova cerâmica organicamente modificada baseada na síntese sol-gel, denominada Ormocers, é amplamente utilizada em sistemas de restauração de nanocompósitos. As partículas são silicones, polímeros orgânicos e vidros cerâmicos que são aplicáveis a compósitos dentários e as cargas de nanopartículas são ZrO2.

AVANÇOS DA NANOTECNOLOGIA NA MEDICINA DENTÁRIA PREVENTIVA

PREVENÇÃO DE CÁRIES FILLERS

Para aumentar o conteúdo mineral e controlar a cárie dentária, foram desenvolvidas cargas libertadoras de iões de cálcio e fosfato, tais como nanopartículas de fosfato dicálcico anidro (DCPA) e fosfato tetracálcico [TTCP: Ca (PO) O]-whiskers. Estudos recentes de Xu et al. avaliaram a incorporação de partículas nanométricas de CaPO4 em compósitos ligados a resinas, com a consequente melhoria da capacidade de suporte de tensões, bem como a libertação de iões que poderiam inibir as cáries. Uma investigação mais aprofundada deste modelo, utilizando fosfato dicálcico anidro incorporado com whiskers fundidos com nanosílica, revelou que aumentava a resistência dos compósitos ligados à resina até três vezes, libertando CaPO4. Esta libertação foi maior com a diminuição do tamanho das partículas de CaPO4. Os autores colocam a hipótese de que este sistema poderia proporcionar uma combinação desejável de prevenção de cáries e aumento da resistência da restauração.

IONÓMERO DE VIDRO MODIFICADO COM RESINA NANOCARREGADA

Para a restauração de dentes decíduos e pequenas cavidades em dentes permanentes, foi introduzido um novo material de restauração de Ionómero de Vidro Modificado por Resina (RMGIC) nano-preenchido. Baseia-se num Ionómero de Vidro Modificado por Resina (RMGIC) anterior com um sistema simplificado de dispensa e mistura (pasta/pasta) que requer a utilização de um passo de preparação, mas sem um passo de condicionamento separado. O seu principal mecanismo de cura é a ativação por luz e não ocorre qualquer redox ou autocura durante a presa. Para além da facilidade de utilização, a principal inovação deste material envolve a incorporação da nanotecnologia, que permite uma composição de carga altamente compactada (69%), da qual aproximadamente dois terços são nano cargas. A química do nanoionómero baseia-se no ácido polialquenóico modificado com metacrilato, que é capaz de reticular através de grupos de metacrilato pendentes, bem como a reação ácido-base entre o vidro de fluoroaluminossilicato (FAS) e os grupos de copolímero de ácido acrílico e itacónico. Contém nano cargas tratadas à superfície (aproximadamente 5 nm a 25 nm) e nanoclusters (aproximadamente 1 μ a 1,6 μ). A carga de enchimento é de aproximadamente 69% em peso, dos quais a proporção relativa de dois tipos de enchimento (FAS e combinação de nanoenchimentos) é de aproximadamente 2/5 e 3/5, respetivamente. Todas as nanocargas são ainda modificadas à superfície com agentes de acoplamento de metacrilato-silano para proporcionar a formação de ligações covalentes na matriz polimerizada radicalmente livre.

NANOMATERIAIS PARA A GESTÃO DE BIOFILMES ORAIS

A nanotecnologia tem sido utilizada para estudar a dinâmica do processo de desmineralização/ remineralização na cárie dentária, utilizando ferramentas como a microscopia de força atómica (AFM), que detecta a desmineralização induzida por bactérias a um nível ultrassensível. Utilizando a AFM, foi avaliada a correlação entre a morfologia da escala do Streptococcus mutans geneticamente modificado. A ultra-estrutura celular à nanoescala é uma representação direta das modificações genéticas, uma vez que a maioria inicia alterações na expressão de proteínas e enzimas de superfície, onde provavelmente ocorrem as vias de nutrientes da célula hospedeira e a proteção da resposta imunitária. As proteínas e enzimas de superfície, comuns às estirpes de S. mutans, são um dos principais contribuintes para a carcinogenicidade destes micróbios. A nova química da nanotecnologia da prata provou ser eficaz contra os biofilmes. A prata actua de várias formas para perturbar as funções críticas de um microrganismo. Por exemplo, tem uma elevada afinidade para grupos laterais carregados negativamente em moléculas biológicas, tais como sulfidrilo, carboxilo, fosfato e outros grupos carregados distribuídos pelas células microbianas. A prata ataca múltiplos locais dentro da célula para inativar funções fisiológicas críticas, tais como a síntese da parede celular, o transporte da membrana, a síntese e tradução de ácidos nucleicos (ARN e ADN), a dobragem e função das proteínas e o transporte de electrões. Para certas bactérias, apenas uma parte por bilião de prata pode ser eficaz na prevenção do crescimento celular. Estudos recentes demonstram que a nanotecnologia antimicrobiana de prata disposta em plasma iónico é eficaz contra agentes patogénicos associados a biofilmes, incluindo *E. coli, S. pneumoniae, S. pneumoniae, S. aureus* e *A. niger.*

AVANÇOS DA NANOTECNOLOGIA EM ENDODONTIA

DESINFECÇÃO BASEADA EM NANOPARTÍCULAS EM ENDODONTIA

A desinfeção mais eficiente dos canais radiculares com nanopartículas tem ganho popularidade nos últimos anos. Isto deve-se principalmente à atividade antibacteriana de largo espetro. As nanopartículas avaliadas em endodontia incluem o quitosano, o óxido de zinco e a prata. A eficácia das nanopartículas de quitosano e de óxido de zinco contra o *Enterococcus fecalis* foi atribuída à sua capacidade de romper a parede celular. Além disso, estas nanopartículas também são capazes de desintegrar os biofilmes no interior do sistema de canais radiculares. As nanopartículas de prata estão a ser avaliadas para utilização como agentes desinfectantes dos canais radiculares. Foi demonstrado que o gel de nanopartículas de prata a 0,02% pode matar e desintegrar o biofilme de *Enterococcus faecalis*. Outra introdução revolucionária no campo da endodontia, cuja base fundamental reside na nanotecnologia, é o vidro bioativo (SiO2-Na2O-CaO-P2O5). A utilização de SiO2-Na2O-CaO-P2O5 foi sugerida para a desinfeção dos canais radiculares. O efeito antimicrobiano do vidro bioativo deve-se à sua capacidade de manter um ambiente alcalino durante um período de tempo. A eficácia do híbrido nanométrico/micrométrico da suspensão bioactiva 45S5 como agente antimicrobiano mostrou um aumento de dez vezes na libertação de sílica e verificou-se uma elevação de 3 unidades do pH com o vidro bioativo nanométrico.

MATERIAIS PARA REGENERAÇÃO ENDODÔNTICA

Os dentes com polpas degeneradas e necrosadas são rotineiramente salvos pela terapia do canal radicular. Embora as modalidades de tratamento actuais ofereçam elevados níveis de sucesso para muitas condições, uma forma ideal de terapia pode consistir em abordagens regenerativas, nas quais os tecidos pulpares doentes ou necróticos são removidos e substituídos por tecidos pulpares saudáveis para revitalizar os dentes. No seu estudo, Fioretti et al. demonstraram que a a-MSH (péptidos de melanocortina) possui propriedades anti-inflamatórias e também promove a proliferação de fibroblastos pulpares. Relataram a primeira utilização de películas multi-camadas nanoestruturadas e funcionalizadas contendo a-MSH como um novo biomaterial ativo para a regeneração endodôntica.

DESAFIOS ENFRENTADOS PELA NANODENTÍSTICA

Embora a nanotecnologia pareça introduzir técnicas e dispositivos inovadores no domínio dentário, existem também algumas preocupações. Estas incluem técnicas económicas de produção em massa de nanorrobôs, questões éticas e de segurança humana, questões de biocompatibilidade e conhecimentos especializados sobre posicionamento e técnica precisos. Prevê-se que a nanotecnologia venha a alterar profundamente os cuidados de saúde, proporcionando novos métodos de diagnóstico e prevenção de doenças, seleção de terapêuticas adaptadas ao perfil do doente, administração de medicamentos e terapia genética.

OBSTÁCULOS A ULTRAPASSAR

Não há dúvida de que a nanotecnologia tem um grande potencial para trazer benefícios à sociedade numa vasta gama de aplicações, mas a nanodentística ainda enfrenta muitos desafios significativos para concretizar o seu enorme potencial.

1. Desafios de engenharia

- Viabilidade da técnica de produção em massa
- Manipulação e coordenação simultânea das actividades de um grande número de robôs independentes em microescala
- Posicionamento e montagem precisos de peças à escala molecular
- Técnica económica de produção em massa de nanorrobôs.

2. Desafios biológicos

- desenvolvimento de nanomateriais amigos do ambiente
- Biocompatibilidade

3. Desafios sociais

- Ética
- Aceitação pública
- Regulamentação e segurança humana

Há questões sociais mais vastas de aceitação pública, ética, regulamentação e segurança humana que devem ser abordadas antes de a nanotecnologia molecular poder entrar no arsenal médico moderno. Devido à grande área de superfície e ao rácio volume das nanopartículas, existe sempre a possibilidade de uma maior taxa de absorção através da pele, dos pulmões ou do trato digestivo. Este facto pode causar efeitos indesejáveis nos pulmões e noutros órgãos do corpo, devido à acumulação de nanopartículas não degradáveis.

CONCLUSÃO

O potencial de longo alcance da nanotecnologia está atualmente a torná-la uma das áreas mais importantes e excitantes da ciência. O futuro reserva-nos uma era da medicina dentária em que os procedimentos dentários serão efectuados utilizando equipamento e dispositivos baseados na nanotecnologia. A nanotecnologia incentiva o conceito de medicina dentária minimamente invasiva, criando um ambiente mais favorável ao dentista. A utilização óptima das vantagens e oportunidades oferecidas pela nanotecnologia na prática clínica dentária facilitará a melhoria da saúde oral. Reconhece-se que é necessário ter cuidado para garantir que estes avanços se efectuem de uma forma tão segura quanto possível.

O futuro da medicina dentária será alterado pela nanotecnologia, que terá um efeito profundo nos cuidados de saúde e na vida humana. Dará uma nova visão aos cuidados de saúde oral abrangentes, o que conduzirá a mais mudanças na intervenção preventiva do que na curativa. A nanodentística está ainda em desenvolvimento, mas tem um forte potencial para revolucionar a medicina dentária com novas técnicas de diagnóstico e tratamento de doenças dentárias. Pode abrir novas vias para o trabalho de investigação em medicina dentária. No entanto, pode haver um aumento das questões sociais relacionadas com a aceitação pública, a ética, a regulamentação e a segurança humana. Estas questões podem ser resolvidas antes de a nanotecnologia molecular poder entrar na medicina e na medicina dentária modernas.

REFERÊNCIAS

1. Kishen AS. Nanotechnology in Endodontics Current and Potential Clinical Applications (Nanotecnologia na Endodontia - Aplicações Clínicas Actuais e Potenciais).

Cham, Suíça: Springer Science+Business Media; 2015.

2. Cohen ML. Nanotubes, nanoscience, and nanotechnology. Mater Sci Eng C 2001;15: 1-11.

3. Thomas JP, Peppas N, Sato M, Webster T. Nanotechnology and Biomaterials. Boca Raton, FL: CRC Taylor and Francis; 2006.

4. Curtis A, Wilkinson C. Nantotechniques and approaches in biotechnology. Trends Biotechnol 2001;19:97-101.

5. Venugopal J, Prabhakaran MP, Low S, et al. Nanotechnology for nanomedicine and delivery of drugs. Curr Pharm Des 2008;14:2184-200.

6. Cushing BL, Kolesnichenko VL, O'Connor CJ. Recent advances in the liquid-phase syntheses of inorganic nanoparticles (Avanços recentes na síntese em fase líquida de nanopartículas inorgânicas). Chem Rev 2004;104:3893-946.

7. Costerton JW, Lewandowski Z, DeBeer D, et al. Biofilms, the customized microniche. J Bacteriol 1994;176:2137-42.

8. del Pozo JL, Patel R. The challenge of treating biofilm-associated bacterial infections. Clin Pharmacol Ther 2007;82:204-9.

9. Veerapandian M, Yun K. Funcionalização de biomoléculas em nanopartículas: especializada para aplicações antibacterianas. Appl Microbiol Biotechnol 2011;90:1655-67.

10. Liu L, Xu K, Wang H, et al. Nanopartículas de péptidos catiónicos auto-montados como um agente antimicrobiano eficaz. Nat Nanotechnol 2009;4:457-63.

11. Nair PN. Sobre as causas da periodontite apical persistente: uma revisão. Int Endod J 2006; 39:249-81.

12. Gomes BP, Pinheiro ET, Gade-Neto CR, et al. Exame microbiológico de canais

radiculares dentários infectados. Oral Microbiol Immunol 2004;19:71-6.

13. Kishen A. Opções terapêuticas avançadas para biofilmes endodônticos. Endod Topics 2012;22:99- 123.

14. Gilbert GH, Tilashalski KR, Litaker MS, et al. Resultados do tratamento do canal radicular em práticas da Rede de Investigação Baseada na Prática Dentária. Gen Dent 2010;58:28-36.

15. Lumley PJ, Lucarotti PS, Burke FJ. Resultado de dez anos de obturações radiculares nos Serviços Gerais de Medicina Dentária em Inglaterra e no País de Gales. Int Endod J 2008;41:577-85.

16. Ng YL, Mann V, Rahbaran S, et al. Resultados do tratamento primário dos canais radiculares: revisão sistemática da literatura - parte 1. Efeitos das características do estudo na probabilidade de sucesso. Int Endod J 2007;40:921-39.

17. Abbott PV. Endodontia - Atualidade e futuro. J Conserv Dent 2012;15:202-5.

18. Cunha BA. Resistência aos antibióticos. Estratégias de controlo. Crit Care Clin 1998;14:309-27.

19. Finegold SM. Alterações microbianas intestinais e doença como resultado da utilização de antimicrobianos.

Pediatr Infect Dis 1986;5:S88-90.

20. Cookson BD. The emergence of mupirocin resistance: a challenge to infection control and antibiotic prescribing practice. J Antimicrob Chemother 1998;41:11-8.

21. Taubes G. As bactérias ripostam. Science 2008;321:356-61.

22. Agnihotri SA, Mallikarjuna NN, Aminabhavi TM. Recent advances on chitosan-based micro- and nanoparticles in drug delivery. J Control Release 2004;100:5-28.

23. Muzzarelli RA, Isolati A, Ferrero A. Chitosan membranes. Ion Exch Membr 1974; 1:193-6.

24. Machida Y, Nagai T, Abe M, Sannan T. Utilização de quitosano e hidroxipropilquitosano em formulações de fármacos para efetuar a libertação sustentada.

Drug Des Deliv 1986;1:119-30.

25. Tan W, Krishnaraj R, Desai TA. Avaliação de matrizes compósitas nanoestruturadas de colagénio e quitosano para engenharia de tecidos. Tissue Eng 2001;7:203-10.

26. Bonnett R, Krysteva MA, Lalov IG, Artarsky SV. Desinfeção da água utilizando fotossensibilizadores imobilizados em quitosano. Water Res 2006;40:1269-75.

27. Wang XH, Li DP, Wang WJ, et al. Matriz de colagénio/quitosano reticulado para fígados artificiais.

Biomaterials 2003;24:3213-20.

28. Everaerts F, Gillissen M, Torrianni M, et al. Redução da calcificação do tecido da válvula cardíaca processado com carbodiimida através do bloqueio prévio dos grupos amina com monoaldeídos. J Heart Valve Dis 2006;15:269-77.

29. Rabea EI, Badawy ME, Stevens CV, et al. Chitosan as antimicrobial agent: applications and mode of action. Biomacromolecules 2003;4:1457–65.

30. No HK, Park NY, Lee SH, Meyers SP. Atividade antibacteriana de quitosanos e oligómeros de quitosano com diferentes pesos moleculares. Int J Food Microbiol 2002;74:65-72.

31. Liu XF, Guan YL, Yang DZ, et al. Ação antibacteriana do quitosano e do quitosano carboximetilado. J Appl Polym Sci 2001;79:1324-35.

32. Qi L, Xu Z, Jiang X, et al. Preparação e atividade antibacteriana de nanopartículas de quitosano.

Carbohydr Res 2004;339:2693-700.

33. Muzzarelli R, Tarsi R, Filippini O, et al. Antimicrobial properties of N-carboxybutyl chitosan. Antimicrob Agents Chemother 1990;34:2019-23.

34. Kishen A, Shi Z, Shrestha A, Neoh KG. An investigation on the antibacterial and antibiofilm efficacy of cationic nanoparticulates for root canal disinfection (Uma investigação sobre a eficácia antibacteriana e antibiofilme de nanopartículas catiónicas para a desinfeção

de canais radiculares). J Endod 2008;34:1515-20.

35. Shrestha A, Shi Z, Neoh KG, Kishen A. Nanopartículas para tratamento antibiofilme e efeito do envelhecimento na sua atividade antibacteriana. J Endod 2010;36:1030-5.

36. Shrestha A, Fong SW, Khoo BC, Kishen A. Entrega de nanopartículas antibacterianas nos túbulos dentinários utilizando ultra-sons focalizados de alta intensidade. J Endod 2009;35:1028-33.

37. Lewis K. Multidrug resistance: versatile drug sensors of bacterial cells. Curr Biol 1999;9:R403-7.

38. Upadya M, Shrestha A, Kishen A. Role of efflux pump inhibitors on the antibiofilm efficacy of calcium hydroxide, chitosan nanoparticles, and light-activated disinfection. J Endod 2011;37:1422-6.

39. Portenier I, Haapasalo H, Rye A, et al. Inativação de medicamentos para os canais radiculares pela dentina, hidroxilapatite e albumina de soro bovino. Int Endod J 2001;34:184-8.

40. Shrestha A, Kishen A. O efeito dos inibidores de tecidos na atividade antibacteriana das nanopartículas de quitosano e na terapia fotodinâmica. J Endod 2012;38:1275-8.

41. Barreras US, Mendez FT, Martinez RE, et al. As nanopartículas de quitosano aumentam a atividade antibacteriana da clorexidina em membranas de colagénio utilizadas para a regeneração de tecidos guiados periapicais. Mater Sci Eng C Mater Biol Appl 2016;58:1182-7.

42. Fan W, Wu D, Ma T, Fan B. Vidros bioactivos mesoporosos carregados com ágata contra biofilme de Enterococcus faecalis no canal radicular de dentes humanos. Dent Mater J 2015;34:54-60.

43. Rahaman MN, Bal BS, Huang W. Revisão: desenvolvimentos emergentes na utilização de vidros bioactivos para o tratamento de articulações protésicas infectadas. Mater Sci Eng C

Mater Biol Appl 2014;41:224-31.

44. Waltimo T, Mohn D, Paque F, et al. Afinação do vidro bioativo para desinfeção dos canais radiculares.

J Dent Res 2009;88:235-8.

45. Stoor P, Soderling E, Salonen JI. Efeitos antibacterianos de uma pasta de vidro bioativo em microrganismos orais. Ata Odontol Scand 1998;56:161-5.

46. Zehnder M, Baumgartner G, Marquardt K, Paque F. Prevenção da fuga bacteriana através de canais radiculares instrumentados por vidro bioativo S53P4 e suspensões de hidróxido de cálcio in vitro. Oral Surg Oral Med Oral Pathol Oral Radiol Endod 2007;103. 423-8.

47. Zehnder M, Luder HU, Schatzle M, et al. Estudo comparativo sobre o potencial de desinfeção do vidro bioativo S53P4 e do hidróxido de cálcio em pré-molares humanos contra-laterais ex vivo. Int Endod J 2006;39:952-8.

48. Zehnder M, Soderling E, Salonen J, Waltimo T. Avaliação preliminar do vidro bioativo S53P4 como medicação endodôntica in vitro. J Endod 2004;30:220-4.

49. Waltimo T, Brunner TJ, Vollenweider M, et al. Efeito antimicrobiano do vidro bioativo nanométrico 45S5. J Dent Res 2007;86:754-7.

50. Mortazavi V, Nahrkhalaji MM, Fathi MH, et al. Efeitos antibacterianos de nanopartículas de vidro bioativo derivadas de sol-gelder em bactérias aeróbias. J Biomed Mater Res A 2010;94:160-8.

51. Sondi I, Salopek-Sondi B. Silver nanoparticles as antimicrobial agent: a case study on E. coli as a model for Gram-negative bacteria. J Colloid Interface Sci 2004;275: 177-82.

52. Castellano JJ, Shafii SM, Ko F, et al. Avaliação comparativa de pensos e medicamentos antimicrobianos contendo prata. Int Wound J 2007;4:114-22.

53. Garcia-Contreras R, Argueta-Figueroa L, Mejia-Rubalcava C, et al. Perspectivas para a utilização de nanopartículas de prata na prática dentária. Int Dent J 2011;61:297-301.

54. Lansdown AB. Silver in health care: antimicrobial effects and safety in use (Prata nos cuidados de saúde: efeitos antimicrobianos e segurança na utilização). Curr Probl Dermatol 2006;33:17-34.

55. Sotiriou GA, Pratsinis SE. Atividade antibacteriana de iões e partículas de nanosilver. Environ Sci Technol 2010;44:5649-54.

56. Melo MA, Guedes SF, Xu HH, Rodrigues LK. Materiais restauradores baseados em nanotecnologia para o tratamento da cárie dentária. Trends Biotechnol 2013;31:459-67.

57. Hiraishi N, Yiu CK, King NM, et al. Eficácia antimicrobiana do diamino fluoreto de prata a 3,8% e o seu efeito na dentina radicular. J Endod 2010;36:1026-9.

58. Wu D, Fan W, Kishen A, et al. Avaliação da eficácia antibacteriana das nanopartículas de prata contra o biofilme de Enterococcus faecalis. J Endod 2014;40:285-90.

59. Javidi M, Afkhami F, Zarei M, et al. Eficácia de uma medicação combinada de nanoparticulado/hidróxido de cálcio para o canal radicular na eliminação de Enterococcus faecalis. Aust Endod J 2014;40:61-5.

60. Abbaszadegan A, Nabavizadeh M, Gholami A, et al. Nanopartículas de prata protegidas por líquido iónico à base de imidazólio com carga positiva: um desinfetante promissor no tratamento do canal radicular. Int Endod J 2015;48:790-800.

61. Gomes-Filho JE, Silva FO, Watanabe S, et al. Reação dos tecidos à dispersão de nanopartículas de prata como solução irrigante alternativa. J Endod 2010;36:1698-702.

62. Chernousova S, Epple M. A prata como agente antibacteriano: ião, nanopartícula e metal. Angew Chem Int Ed Engl 2013;52:1636-53.

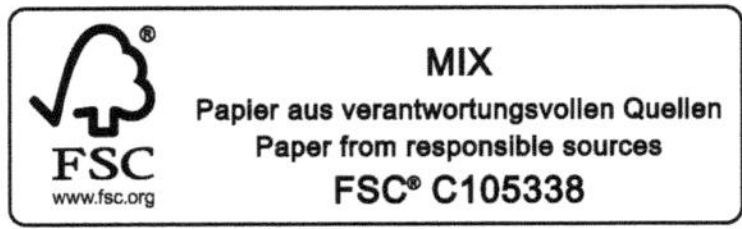

Printed by Books on Demand GmbH, Norderstedt / Germany